Fasten und Heilfasten

aus ganzheitlicher Sicht

Klaus-Dieter Nassall

FASTEN UND HEILFASTEN

aus ganzheitlicher Sicht

Dazu acht milde, altbewährte Fastenkuren
aus der Naturheilpraxis

Nassall Verlag

Die Deutsche Bibliothek – CIP-Einheitsaufnahme
Nassall, Klaus-Dieter:
Fasten und Heilfasten aus ganzheitlicher Sicht:
dazu acht milde Fastenkuren aus der Naturheilpraxis / Klaus-Dieter Nassall
2., erw. Aufl. – Ummendorf bei Landsberg a. Lech: Nassall, 1995
1. Aufl. u.d.T.: Nassall, Klaus-Dieter:
Fasten und Heilfasten aus einer allumfassenden Sicht
ISBN 3-928711-08-3

1. Auflage 1989
2., erweiterte Auflage 1995
Einbandgestaltung: Angelika Frase
Lektorat: Jürgen Herrmann
Plastik von Erika Schultz, Krailling-Planegg (Seite 6)
Nauli Fotos von Dr. Matthias Bergius (Seite 59)

ISBN 3-928711-08-3

Die Wälder gehen den Völkern voran,
die Wüsten folgen ihnen.
Chataubriand

Bäume = Leben
Luft – Wasser – Erde
Weltpark Tropenwald

Die Tropenwälder sind die „grüne Lunge der Erde." Sie bedecken eine Fläche von 17 500 000 Quadratkilometern. Das sind rund 12 Prozent der gesamten Landfläche der Erde.

Nach Schätzungen wird derzeit jährlich eine Fläche, die zweimal so groß ist wie die Bundesrepublik durch Rodung vernichtet. Wenn es so weiter geht, sind die tropischen Regenwälder bald völlig vernichtet.

Die katastrophalen Folgen für die Natur, das Weltklima und schließlich für alles Leben auf diesem kleinen, blauen Planeten sind heute noch gar nicht abzusehen.

Für die Bedrohung und die Zerstörung der Tropenwälder gibt es verschiedene Gründe. Eine Ursache sind die riesigen Kahlschläge für Holzplantagen aus schnellwachsenden Bäumen, die für die Zellstoff- und Papierherstellung verwendet werden.

Als Verleger bin ich darauf bedacht, für die Herstellung der Bücher kein Papier zu verwenden, das in Folge von Raubbau an tropischen Regenwäldern – wie z. B. vom Amazonas, aus Indonesien, Malaysia oder Thailand – gewonnen wird.

Ebenso vermeide ich die Verwendung von Papier, das mit Chlor gebleicht worden ist.

Klaus-Dieter Nassall

Die Bäume tragen den Himmel,
wenn sie weg sind,
fällt er auf uns.
Weisheit der Amazonas-Indiander

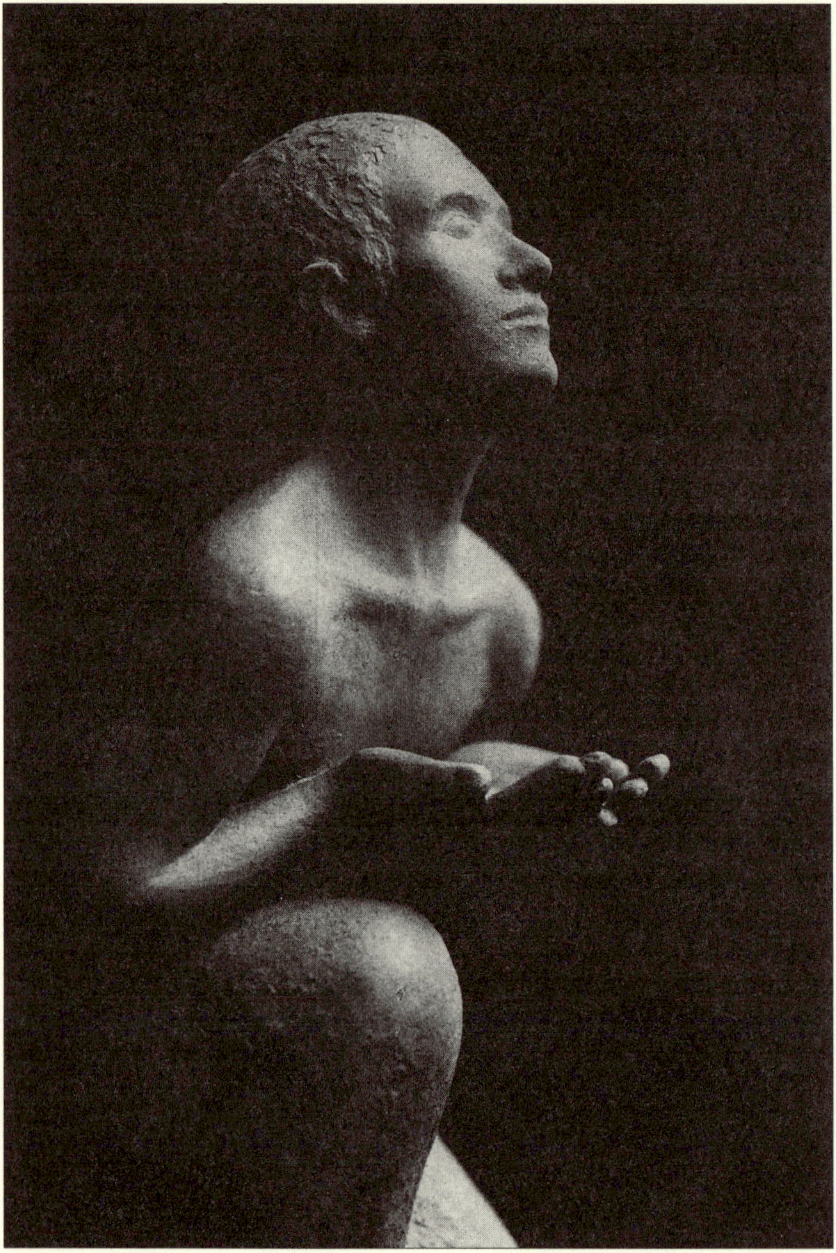

Wir fasten,
damit Gott
in unserer Seele
geboren werde.

Meister Eckehart

Inhaltsverzeichnis

Vorwort zur ersten Auflage

Nachdem ich nun seit über zehn Jahren einen sich ständig erweiternden Fastenplan an meine Patienten weitergebe, habe ich mich entschlossen, diesen in Form eines Buches auf den neuesten Stand meiner Erfahrung zu bringen.

Diesem Buch geht eine dreißigjährige Erfahrung des Fastens auf seelisch-geistiger, religiöser Ebene und eine ca. zwölfjährige Erfahrung im Sinne des therapeutischen Heilfastens voraus.

Ich hoffe, daß es mir gelingt, trotz starker geistig-religiöser Ausrichtung auch den nichtreligiösen Leser anzusprechen, zum Fasten anzuregen und ihn in völliger Gedanken- und Glaubensfreiheit durch seine erste Fastenkur zu geleiten. Mit dem Versuch, das Fasten aus meiner heutigen Sicht und Erfahrung darzustellen, erhebe ich keinerlei Anspruch irgendwelcher Art. Ich hoffe nur, weiterhin (wie mit meinem bisherigen Fastenplan) vielen kranken Menschen helfen zu dürfen, aber auch all denen, die einfach einmal das Fasten erfahren wollen, aus welchem Grunde auch immer es sein mag.

Dieses Buch möge allen auf Jesus Christus ausgerichteten Menschen, aber auch allen anderen Gottsuchenden auf ihrem eigenen Weg dienen.

Vor allem danke ich Gott für diese Erfahrung.

Als nächstes danke ich meinem ersten Fastenlehrer, der mir vor dreißig Jahren den ersten Impuls dazu gab: Swami Pranavananda Saraswati, ein indischer Arzt und Weiser; damals fast sechzigjährig, aber ausssehend wie ein Vierzigjähriger, lebte er fast nur von Luft, Wasser und den Klängen göttlicher Musik. Besser gesagt, er lebte aus dem Geist Gottes; seine einzige feste Speise war damals hin und wieder etwas Obst.

Ich danke auch dem ayurvedischen Arzt und Yogameister Swami Dev Murti und allen, von denen ich später noch wertvolle Impulse auf diesem Weg erhalten habe.

Ganz besonders danke ich Helmut Wolff und Eberhard Kohler.

Dank sage ich allen Patienten und Freunden, die mir durch ihre Fastenerfahrungen geholfen haben.

Danken möchte ich auch Roswitha, die dieses Buch aus meinen Skripten ins reine getippt hat.

Danke sage ich auch meiner Familie, die Verständnis für die vielen Schreibabende und – wochenenden hatte.

Klaus-Dieter Nassall
im Sommer 1989

Wie die Ratten den gefülltesten Speicher heimsuchen,
so die Krankheiten die überfütterten Leiber.

Diogenes

Vorwort zur zweiten, erweiterten Auflage

Als ich 1977 in meiner Praxis mit Fastenkuren begann, mußte ich mit den meisten Patienten um die Not-wendig-keit des Heilfastens „feilschen" und „ringen". Hatte ich sie endlich zum Fasten motiviert, dann fielen Angehörige, Arbeitskollegen, Freunde und Bekannte mit gutgemeinten Warnungen über sie her. Fast täglich brachten sie den verunsicherten Fastenden Artikel aus Zeitungen und Zeitschriften, in denen die Gefahren des freiwilligen Hungerns scheinbar wissenschaftlich belegt wurden. Oft bekam ich Drohanrufe von Hausärzten und Angehörigen, ich würde die kranken Menschen mit meinen gefährlichen Hungerkuren in den sicheren Tod schicken oder irreparable Organschäden verursachen. Die Fastenden hatten es nicht leicht, wir Fastenärzte auch nicht.

Ich fühlte mich damals wie „Der Prediger in der Wüste":

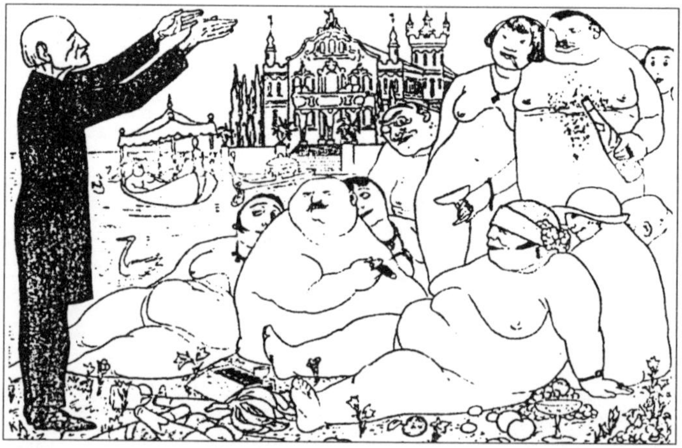

„Der Prediger in der Wüste" Simplicissimus (1924)

Heute hat sich das Bild gewandelt: Ein großer Teil der Patienten fragt von selbst, ob es nicht angebracht sei, „mal das Fasten zu probieren". Immer mehr Menschen rufen an und bitten um eine Fastenberatung. Es hat sich herumgesprochen, wie wohl man sich während und nach einer Fastenkur fühlt: entschlackt, gereinigt, leichter, lebensfroher, gesünder usw. Ganz zu schweigen von den Heilungen unzähliger Krankheiten aller Art. Die Zahl jener, die die segensreiche Ordnungs- und Heilwirkung an ihrer eigenen Leib-Seele-Geist-Organisation erfahren haben, wächst täglich.

In dieser Welt der Gegensätze wächst neben dem Pro auch immer das Contra: Die institutionalisierte, sich stets selbst verherrlichende „offizielle" Wissenschaft verurteilt mehr denn je jede Form des Fastens. „Die Wissenschaft" ist sich wieder mal einig: „Fasten schädigt den menschlichen und den tierischen Organismus." Wie immer in ihrer irrtumreichen Geschichte duldet ihr päpstliches Urteil keinen Widerspruch. In Deutschland, wie könnte es anders sein, wird auf diesem Gebiet besonders akkurat geforscht. Laut eigenen Angaben haben Dutzende „seriöser" Stoffwechselforscher an deutschen Universitäten und Instituten nach Stoffwechselschlacken in menschlichen und tierischen Organismen gefahndet und nichts gefunden. Das „wissenschaftliche" Endergebnis ihrer umfangreichen Forschung (mit einigen Millionen Steuergeldern, wie üblich): „Im menschlichen Körper gibt es keine Schlacken."

Ich glaube diesen fleißigen und wackeren Wissen-g`schaftlern. Sie meinen es bestimmt ehrlich, aber jeder findet oder findet nicht seine eigenen Projektionen bzw. Vorstellungen. Ofenschlacken werden wir in unserem Körper nicht finden.

Noch größer ist die Zahl jener Forscher, die alle Organe und deren Gewebe bis in die einzelne Zelle hinein untersucht haben und zu dem Ergebnis kamen: Schon ein einziger Tag ohne Nahrungszufuhr schade diesen Zellen; geschweige denn ein eine Woche oder gar 14 Tage langes Fasten. Dies würde irreparable Schäden verursachen, von Heilung könne überhaupt keine Rede sein. Das Wohlgefühl und alle anderen

Fastenergebnisse werden als Euphorie und Einbildung abgetan.

So einfach zerschlagen die grauen Damen und Herren Theo-re-tiker jahrtausendealte, segensreiche Erfahrungen aller Völker, Religionen und Kulturen sowie wahrer Heilkunde und Heilkunst.

Selbst haben sie keine eigenen Fastenerfahrungen, sonst könnten sie nicht so viel Teilwissen als Ganzes verkaufen. Auf diese Weise erfährt man leider immer wieder, wie die sogenannte Wissenschaft noch gefangen ist „im selbstgeschaufelten Grabe ihres materialistischen Stoffwahns", wie es Max Planck so treffend formuliert hat. Für sie lebt der Mensch anscheinend vom Stoff allein.

Die tiefe Kluft zwischen rationalem Wissen und un-mittelbarem Er-leben, bar aller Mittel, ist besonders typisch für unsere westlichen Kulturen. Die Trennung von Geist und Materie ist der klassische Ausdruck dafür. Unser kulturell-wissenschaftlicher Erkenntnisweg führte in die unendliche Differenzierung. Der Mensch dieser Kultur ist aus der Einheit, aus der Einfalt in eine endlose Vielfalt zerfallen. Nur noch wenige Teile seiner umfangreichen Seins-Einheit von Geist, Seele und Körper sind ihm bewußt. Er ist ein Gefangener seiner Teilhaftigkeit. Aus diesem beschränkten Bewußtsein betrachtet er sich und seine Umwelt, versucht sie zu begreifen, zu erforschen. Solange die Wissenschaftler aber ihr Forschen nicht auf Gott und seine universelle Ordnung ausrichten und nur dieser göttlichen Ordnung und Liebe dienen, werden sie das Ganze nicht erfahren können.

Beten wir für sie. Auch sie werden eines Tages den Geist hinter dem Stoff erleben.

Wenn wir Menschen von Anfang an und durch alle Zeiten hindurch erkannt hätten, daß der Sinn und das Ziel unseres Lebens auf Erden die geistige Entwicklung zur göttlichen Vollkommenheit ist, wären unsere Werke und unser Leben anders geartet.

In dieser sogenannten „modernen" Zeit, die nur von kurzer Dauer sein wird, zählt die theoretische, wissenschaftliche Erkenntnis mehr als alle Erfahrungen.

Schon in der ersten Hälfte dieses Jahrhunderts haben namhafte Ärzte und Professoren wie Otto Buchinger, Franz Xaver Mayr, Alfred Brauchle, August Bier, Ferdinand Sauerbruch und viele mehr über ihre guten Erfahrungen mit fastenden Patienten berichtet, z. B. bei der Überwindung zahlreicher Krankheiten, zur besseren Wundheilung und Blutgerinnung, zur Steigerung der Abwehrkräfte und sogar zur besseren Verträglichkeit von Operationen.

Heute sind es Otto Buchinger jun., Hellmut Lützner, Rüdiger Dahlke und viele weitere Ärzte, die über Prophylaxe und Heilwirkung des Fastens berichten. Weit über tausend Ärzte in Deutschland beziehen Fasten in ihre Therapie ein, und es werden immer mehr; auch Fastenkliniken und -sanatorien nehmen zu.

So wird am Ende doch die Erfahrung über das theoretische Teilwissen siegen.

Klaus-Dieter Nassall

im Sommer 1994

Von der Gewalt, die alle Wesen bindet,
befreit der Mensch sich, der sich überwindet.
Goethe

Fasten und Heilfasten

sind so alt wie die Menschheit selbst. Sie waren schon immer die beste und umfassendste Hilfe bei Unpäßlichkeiten und Erkrankungen aller Art.

Jedes kranke Tier wird durch seinen Instinkt dazu getrieben. Auch die Naturvölker und naturverbundene Menschen nutzen vor allem anderen diese natürlichste Therapie für ihren kranken Organismus. Ein Schwerkranker will im allgemeinen von sich aus nichts essen. Er hat keinerlei Appetit oder erbricht die gegen sein natürliches Bedürfnis aufgenommene Nahrung wieder. Hier versucht das vegetative Nervensystem das zu korrigieren, was fehlende Vernunft in Gefahr gebracht hat: die kostbare Gesundheit des Menschen.

Fasten und Heilfasten unterscheiden sich hauptsächlich durch die verschiedene Motivation des Fastenden. Dem Fasten liegt mehr ein religiöses, dem Heilfasten mehr ein gesundheitliches Motiv zugrunde. Fasten war früher auch durch die Knappheit der Nahrungsmittel notwendig (siehe Kapitel „Kurze Geschichte des Fastens"). Früher haben nordische Stämme und Völker ihre winterliche Lebensmittelnot wie die Tiere durch Fasten gewendet. Heute fasten immer mehr Zeitgenossen, aber nicht wegen Lebensmittelmangels, sondern wegen den leiblichen und seelischen Folgen des Lebensmittel-Überflusses.

Fasten wird auch als Chirurgie ohne Messer bezeichnet. Eine Fastenzeit wirkt reinigend auf den ganzen Organismus, nicht nur auf den Körper und seine Organe, sondern auch auf die Seele. Beten und Fasten war schon im Altertum und ist noch heute das Reinigungsmittel für Körper und Seele. Es erleichtert oder vertreibt Leiden aller Art, bis hin zur Epilepsie (siehe Matthäus Kap. 17, Verse 14 bis 21).

Leider ist vieles von dieser alten Gewohnheit und diesem Wissen in Vergessenheit geraten. Dafür sind wir heute auch ein „Volk von Kranken". Wohin man blickt, man findet kaum einen wirklich gesunden Menschen; jeden plagt irgendwo ein kleineres oder größeres Leiden. Je fürstlicher wir tafeln, desto mehr Arbeit haben die Ärzte. Aber können sie uns reinigen von unseren Stoffwechselschlacken und -giften, die wir dem Körper mit übermäßiger und falscher Ernährung zuführen und aufbürden? Geben sie uns nicht noch mehr Gifte zu schlucken? Meist verlangen wir das sogar von ihnen. Sie sollen uns nicht hineinreden in unsere falschen Lebensgewohnheiten, sondern uns irgendein „Zaubermittel" in Tablettenform verschreiben. Das schluckt man leicht; ein wahres und mahnendes Wort mag kaum einer schlucken.

Dennoch, Gottes Ordnung und Wahrheit bleiben unbestechlich. Der Mensch erntet, was er gesät hat. Wer seine Zeit nur mit Festen zubringt, wird krank. Wer sie ab und zu mit Fasten zubringt, wird gesund; das ist und bleibt so. Unter Fasten ist hier aber nicht irgendeine Art von Diät zu verstehen. Fasten heißt nicht, einige Tage „nur" rohe Eier, „nur" Reis oder „nur" Quark zu essen. Fasten heißt, konsequent *nichts* zu essen und nur Tee, Saft oder Mineralwasser zu trinken. Keine Angst, daran stirbt man nicht gleich, man fällt auch nicht am zweiten Tag vor Schwäche vom Stuhl. Es gibt allerdings eine Reihe von Dingen, die man dabei wissen und beachten sollte. Fasten heißt nicht hungern; wer hungert, fastet nicht. Fasten ist mehr als nicht zu essen; es ist ein bewußter Verzicht auf die Forderungen der Materie. Man kann es auch als ein freiwilliges Opfer betrachten.

Die meisten Menschen in den Wohlstandsländern können sich heute leider einige Tage ohne feste Nahrung gar nicht mehr vorstellen. Sie sind Sklaven ihrer körperlichen Bedürfnisse, wobei das Essen an erster Stelle steht. Fasten ist Befreiung aus dieser dumpfen Abhängigkeit. Man wird wieder „Herr im eigenen Hause", Seele und Geist wachsen.

Durch Fasten überwinden wir freiwillig den natürlichen Essensdrang/-zwang. Wir entsagen der anscheinend notwendigen, lebenserhaltenden Lebens-Mittel-Aufnahme. Wenden wir uns dadurch vom Leben ab?

Nein!

Wer wirklich fastet erlebt, wenn auch nur für kurze Zeit, daß Leben ohne irdische Speise möglich ist. Somit sensibilisiert er sich für das wahre, ewige Leben des Geistes.

Durch das Fasten werden unsere Überwindungs-, Entsagungs- und Opferkräfte gestärkt. Dadurch können wir uns von unseren vielen unheilvollen Zwängen befreien, indem wir unserem Geist die Führung unserer Körper-Seele-Organisation übergeben.

Öffnen wir unseren Kanal für den Geist Gottes, damit wir uns von IHM leiten lassen. Alles, was uns durch diesen Kanal zufließt, nennen wir Intuition. Öffnen wir den verschütteten Kanal zu unserer Menschen-Natur – zu allen Naturreichen in uns und um uns her. Alle Informationen, die uns durch diesen Kanal erreichen, nennen wir Instinkt. Leider hat der moderne Zeitgenossen beides, Intuition und Instinkt, weitgehend verloren. Aber gerade durch diese beiden kann jeder einzelne zu der Fastenform finden, die für ihn gegenwärtig die beste ist.

Sensibilisieren wir uns für das Wesentliche und stellen wir uns, noch besser, stellen wir Gott die fünf Kernfragen unseres irdischen Daseins:

Wer bin ich eigentlich?
Woher komme ich?
Wo bin ich?
Was soll ich tun?
Wohin gehe ich?

Kehren wir in uns ein. Suchen wir das Himmelreich, von dem Jesus sagte, daß es inwendig in uns sei. Suchen wir die un-mittel-bare Verbindung zu Gott von Geist zu Geist – vom menschlichen Geist zum heiligen, allumfassenden Geist. Die Zeit dazu ist reif. Nutzen Sie die Fastenzeit zur Kontemplation und Meditation (siehe dazu das Kapitel „Meditation" in meinem Buch „Ganzheitliche Therapie").

Während des Fastens fällt es uns leichter, ganz da zu sein, im *Hier* und im *Jetzt*. Gott hat uns mit Bewußtsein und Willen ausgestattet, damit wir jeweils GANZ da sind, wo wir sind – gegenwärtig. In der Gegen-wart „wartet uns Gott entgegen" und wir „warten Ihm entgegen". Gott hat mich in *mein* Dasein gestellt in der Erwartung und mit dem Vertrauen, daß ich *Seine* Gegenwart zulasse, damit die Vollendung Seiner Schöpfung durch mich geschehen kann. Dies gilt für jeden einzelnen Menschen dieses Kosmos.

Einige Aussagen über das Fasten

„Heil von Körper und Seele sind voneinander abhängig. Mäßigkeit in allem Irdischen erhält die Gesundheit von Leib und Seele, Fasten heilt die Unmäßigkeit.“ *Gandhi*

„Nicht irdisch ist des Toren Trank noch Speise . . .“
Goethe, Faust I

„Der Mensch schaufelt sich mit Messer und Gabel das eigene Grab.“ *Alte Volksweisheit*

„Eine Vielzahl von Krankheiten hat ihren Ursprung in der Sattheit und könnte im Fasten ihr Ende finden.“
Christianity Today

„Die erste Krankheit war der Diätfehler und der erste Heilweg das Fasten.“ *Hippokrates*

„Die Seele wird durch zuviel Blut und Fett erstickt und ist dann nicht fähig, göttliche und himmlische Dinge einzusehen und zu beurteilen.“ *Galenus*

„Forscht man nach dem tieferen Grund der meisten Krankheiten, so entdeckt man als häufigste Ursache: Unmäßigkeit im Essen und Trinken. 'Wir leiden an chronischer Überfütterung' (E.Barker). 'Auch die Besten unter uns pflegen sich bisweilen zu überessen' (Gandhi). Wenn eine Maschine immer nur gefettet und geschmiert wird, da erstickt sie eines Tages im Fett und funktioniert nicht mehr. Der menschliche Körper aber ist keine Maschine, sondern ein feines und wundervolles Getriebe, das wir mindestens so sorgfältig behandeln sollten wie eine Maschine. Da wir uns zu üppig ernähren, bekommt unsere Körper-'Maschine' zuviel Brenn- und Schmierstoffe. Da unsere Organe sie nicht richtig verarbeiten können, verschlacken sie und versagen schließlich. Wir sind krank, chronisch krank, todkrank. Da helfen keine Tropfen und keine Pillen. Da hilft nur eine Generalreinigung – vorausgesetzt, daß der Körper überhaupt noch imstande ist, eine solche über sich ergehen zu lassen. Diese Generalreinigung ist das Fasten.

Fasten ist eine ganz natürliche Selbstreinigung des Körpers, die diesen leichter und freier und gesünder macht, dem Geiste große Elastizität gibt und die Seele beschwingt. Ja, es ist wirklich wahr, 'daß auf Grund des körperlichen Fastens das Gemüt zur Höhe gezogen, die sündhaften Neigungen bezähmt, Kraft zum Guten und reiche Belohnung gewährt werden' (Fastenpräfation). O Christenmensch von heute, was ist uns doch mit der Fastenpraxis abhanden gekommen.
Pfarrer Otto Kaiser, Gründer des Samariter-Werkes (1885-1971)

„Ich kann auf das Fasten ebensowenig verzichten wie auf meine Augen. Was diese für die äußere Welt sind, ist das Fasten für die innere." *Mahatma Gandhi*

„Das Fasten ist die Nahrung der Seele; es zügelt die Unmäßigkeit der Sprache und schließt die Lippen; es zähmt die Wollust und besänftigt das cholerische Temperament; es weckt das Urteil, macht den Körper geschmeidig, verjagt sämtliche Träumereien, heilt Kopfschmerz und stärkt die Augen." *Johannes Chrysostomus*

Der heilige Athanasius (295-373) schreibt: „Wenn Leute zu Dir kommen und sagen: >Laß das häufige Fasten, damit Du nicht zu schwach wirst!, so glaube ihnen nicht und höre nicht auf sie, denn durch sie spricht der böse Feind zu Dir! Das Fasten heilt die Krankheiten, trocknet die überschüssigen Säfte im Körper aus, vertreibt die bösen Geister, verscheucht verkehrte Gedanken, gibt dem Geist größere Klarheit, macht das Herz rein, heiligt den Leib und führt schließlich den Menschen vor den Thron Gottes."

„Die Enthaltsamkeit von Speisen reinigt das Gemüt, schmückt die Seele mit Tugend und heilt das sündige Körperlein."
Abt Trithemius von Sponheim

„Das Fasten bewirkt die „Entleerung" des Körpers und der Seele und ermöglicht dadurch die Manifestation des Geistigen. Das Fasten entspricht der Stille und der Einatmungsphase."
Francisco T. Verdú

„Fasten macht visionäre Erlebnisse möglich, es öffnet die Pforten der Wahrnehmung. Ästhetisch und spirituell wertvolles Material dringt in das Bewußtsein ein."
Aldous Huxley

„Fasten ist der Königsweg der Menschenheilkunst."
Dr. Otto Buchinger senior

Auf die Frage, wie unreine Geister ausgetrieben werden, antwortete Jesus seinen Jüngern: „Diese Art wird nur durch Gebet und Fasten ausgetrieben."

Vom Fasten

XCVI. Freitags sollst Du fasten. Fasten heißt nicht, statt einer Sache eine andere essen, sondern heißt: nicht essen.

Jedesmal, wenn Du Kräfte sammeln mußt gegen die Invasion von außen, faste öfter und länger. Trink nur Wasser.

XCVII. Fasten ist eine Übung, die darin besteht, nicht daran zu denken, daß man fastet ... Es macht Dich stark, denn es beweist Dir die Kraft des Geistes. Es macht Dich bescheiden, denn es erinnert Dich unter Schmerzen an Deine Grenzen.

XCVIII. Laß Deine Gedanken nicht zu dampfenden Gerichten und reich gedeckten Tafeln schweifen, wenn Du nicht den ganzen Gewinn des Lebens aufs Spiel setzen willst. Denke, Freund, an die hungernden Menschen dieser Welt und bedaure sie mit sensiblerem Herzen.

XCIX. Anfangs wird durch das Entbehren die Begierde gesteigert, doch wenn Du durchhältst und ihr nicht durch Vorstellungen Nahrung gibst, wird sie bald Hungers sterben.

CII. Wer fastet, macht sich durchsichtig. Die anderen werden für ihn durchsichtig. Ihr Leiden dringt tief in ihn ein, und er ist wehrlos dagegen. Wer also nicht will, daß ihn das Mitleid verzehre, der verstopfe sich nur gut die Sinne, indem er gut ißt.

CIV. Freitagsgebet:

Herr, sei Du heute mein Brot, mein Kraftquell, mein Hunger, mein Durst, mein Begehren und meine Freude.

Bewahre mich vor jeder Liebe, die nicht Liebe zu Dir ist.

Und erlöse mich von meiner Natur.

Nimm Du, Herr, meinen Platz in mir ein.

Lanza del Vast, aus „Principes et Preceptes"
(Weisheit der Landstraße)

„Der Mensch lebt nicht vom Brot allein . . .“

sondern von allem, was aus dem Munde Gottes kommt.“

So steht es geschrieben im fünften Buch Mose. Das Volk Israel erlebte die Allmacht Gottes 40 Jahre lang durch die Manna- oder Odspeisung in der Wüste, d.h. es hatte keinerlei feste Nahrung.

Dies zu glauben fällt den meisten Menschen schwer. Aber Menschen, die ohne feste Nahrung leben, gab es zu allen Zeiten und gibt es auch heute noch. Allein in Bayern gibt es 56 dokumentierte Fälle; die Wassertrinkerin von Frasdorf und die Therese von Konnersreuth sind die bekanntesten.

Ich versuche, eine Manna-, Prana- oder Odspeisung zu erklären: Der Mensch ist primär ein Geist-Seele-Wesen, also ein Energiewesen. Unser irdisches Stoffkleid, der Leib, ist vergänglich und nur für eine sehr kurze Zeit brauchbar, gemessen an der Ewigkeit unseres Seins. Geist und Seele leben von Anbeginn aus der Kraft und dem Geist Gottes – immateriell, unsichtbar für unsere irdischen Augen.

Unser Stoffleib brauche feste Nahrung, brauche seinesgleichen, Materie brauche Materie, glauben wir. Ist das wirklich so? Um diese Frage zu beantworten, sollten wir uns erst einmal fragen, was ist Materie?

Die Physiker bezeichnen Materie heute als einen stationären Schwingungszustand der Energie. Die Quantentheorie sagt, daß alles „gequantelt“ sei, das heißt, in kleinsten Portionen vorkomme (viel kleiner als das Atom). Der stationäre Schwingungszustand solch einer kleinsten Energieportion ist eine Art Drehbewegung um die eigene Achse, und viele solche Teilchen nebeneinander bilden ein Energiefeld, das wir als Materie wahrnehmen. Ihre Festigkeit ist nur relativ. Bewegt sich so ein Energiequant noch zusätzlich auf einer Bahn, so wird es zu Licht oder zur elektrischen Welle.

Somit unterscheidet sich zum Beispiel die Welt der Seelen von unserer materiellen Körperwelt dadurch, daß die Schwingungen der „feinstofflichen" Seelenwelt viel energiereicher und hochfrequenter sind als diejenigen, die uns als materielle Welt erscheinen. Die Welt des Geistes besteht aus noch höheren Schwingungen. Auf diese Weise existieren verschiedene Daseinsformen oder „Welten" ineinander, ohne einander zu stören, so wie Radiowellen verschiedener Sender friedlich nebeneinander und ineinander bestehen. Sie erfüllen alle denselben Raum und durchdringen vielerlei materielle Stoffe, ohne diese zu verdrängen.

Ebenso durchdringen Geist und Seele den Körper. Die Seele füllt im wesentlichen den Raum, den auch der Körper einnimmt, ihre Ausstrahlung wird seit Jahrtausenden als „Aura", „Od" oder „Heiligenschein" bezeichnet. Der Geist als Urheber des Lebens durchdringt die Seele nur insoweit, wie diese es zuläßt.

Die drei Aggregatzustände der Moleküle aller Stoffe (fest, flüssig, gasförmig) können uns zur Veranschaulichung des Verhältnisses von Geist, Seele und Materie helfen. Am Beispiel des Wassers kann man dies am eindrucksvollsten nachvollziehen: Entziehen wir dem Wasser Energie, indem wir es abkühlen, so verlieren die Wassermoleküle an Bewegungsenergie bzw. „Freiheit". Schließlich bilden sie das Kristallnetz, das wir „Eis" nennen. Durch erneute Energiezufuhr (Wärme) steigert sich die Bewegung der Moleküle, bis aus dem festen Gefüge wieder Wasser wird. Führen wir dem Wasser weiterhin Energie zu, so wird die „Bewegungsfreiheit" der Wassermoleküle noch mehr gesteigert, bis sie schließlich den Oberflächenbereich verlassen und den gasförmigen Wasserdampf bilden.

Mit Hilfe dieses Beispiels können wir uns die drei Existenzebenen des Menschen veranschaulichen: am Dampf die Ebene des Geistes, am Wasser die der Seele und am Eis die Ebene des Körpers. Bei allen drei Aggregatzuständen handelt es sich um dieselben Moleküle; der Unterschied liegt in ihrer Bewegungsfreiheit, in ihrer Energie. Wir können sagen: Wasser ist verdichteter, energieärmerer Dampf, Eis ist energieärmeres, verhärtetes Wasser. – Ganz entsprechend können wir uns Materie, insbesondere unseren Körper, als „verdichtete Geistsubstanz" vorstellen.

In jedem Wassermolekül ist „Wasserdampf" enthalten, so wie der Geist in der Seele ist, und in jedem Eismolekül ist noch Flüssiges, also Wasser enthalten, so wie die Seele im Körper. (Erst bei -270°C ist alles Wasser gefroren, man könnte es letztlich auch als „gefrorenes" Licht bezeichnen.) Aber wie im Wassermolekül keine Eiskristalle mehr enthalten sind, so ist der Körper auch nicht *in* der Seele, sondern die Seele *im* Körper.

Wir wollen dieses Bild noch etwas erweitern. Wir finden die drei Aggregatzustände bei allen materiellen Stoffen. Auch die härtesten Stoffe wie Diamanten und Metalle werden durch entsprechend hohe Energiezufuhr erst flüssig, dann gasförmig und schließlich strahlendes Licht. Licht kann man als einen vierten Aggregatzustand bezeichnen; die Physiker nennen ihn Plasmazustand. Das Licht bei einer Atombombenexplosion ist im Grunde genommen das Zerstrahlen eines Steines. Es ist die *gewaltsame* Rückführung in seinen Urzustand, nämlich ins Licht. Der noch länger sichtbare Atompilz ist verdampfter Stein.

So sind wir einst alle aus dem Licht-Liebe-Urzentrum gekommen, bis hinein in die härteste Verdichtung. Die Ursachen würden ein Buch füllen, aber man kann sie auch mit zwei Worten ausdrücken: *Lieblosigkeit und Gottesferne.*

So ist das Licht an der Quelle (Glühbirne oder Kerze) noch weitgehend ungeteilt. Je weiter es sich davon entfernt, um so mehr teilt es sich und wird schwächer (20 m von der Kerze entfernt kann man nicht mehr lesen). Wenn das Licht eine bestimmte „Fluchtstrecke" von der Quelle entfernt ist, kommt ein Zustand, in dem es keine Energie mehr zur Fortbewegung besitzt. Jedes einzelne Lichtpartikel gelangt somit in einen „stationären" Zustand, in dem zwar der ursprüngliche Impuls weiterschwingt, aber dieser reicht nur noch aus, um die Drehung der Teilchen um sich selbst zu vollziehen. Im übertragenen Sinne kann man sagen: Wenn sich der Mensch von Gott (vom Ganzen) entfernt, dreht er sich nur noch um sich selbst = ego-zentrisch = egoistisch.

Durch die „Vernetzung" ihrer Schwingungsfelder bilden diese „stationär" schwingenden Lichtpartikel jenen „Stoff", den wir Materie nennen.

Nachdem wir hier einige Eigenschaften der Materie in groben Zügen betrachtet haben, können wir vielleicht auch Max Planck besser verstehen, wenn er sagt:

„Der *Geist* ist der Urgrund aller Materie."

Für mich ist die Materie nur eine vorübergehende Manifestation, Ausdruck des Geistes.

Wenn also das Wesen von Leib und fester Nahrung Geist ist, was ernährt uns dann eigentlich? Leben wir vom Stoff, den wir zu uns nehmen, oder von der Energie, die ihm innewohnt?

Wenn wir unsere Verdauung betrachten, so erleben wir, wie nach der mechanischen Zerkleinerung unsere Enzyme Zellen aufschließen und aufbrechen, um die darin eingeschlossenen, winzigen, für das Auge schon unsichtbaren Substanzen wie Eiweißbausteine, Spurenelemente, Mineralien, Vitamine, Fettsäuren, Kohlenhydrate usw. über Blut und Lymphbahnen in das Körperinnere zu transportieren. Die grobe Materie, von der die meisten noch glauben zu leben, gelangt überhaupt nicht in das Innere des Organismus. (Der Darm gehört ja, streng gesehen, zur Außenwelt.) Verfolgen wir nun diese schon meist für das Auge unsichtbaren Teilchen weiter auf ihrem Verarbeitungsweg im Organismus, so sehen wir, daß wir letztendlich von der diesen Kleinteilchen innewohnenden Energie leben, die durch den Verbrennungsprozeß freigesetzt wird.

Der Mensch lebt also von Energie. Nach meiner Überzeugung ist jede Energie eine Manifestation Gottes, also lebt der Mensch aus der Kraft Gottes.

Nun bleibt nur noch die Frage offen: „Wie erlangen wir die Lebensenergie ohne den stofflichen Ballast?"

Wenn wir Wasser aus einem bestimmten Brunnen trinken wollen, müssen wir eben zu diesem Brunnen gehen.
Wenn wir aus der reinen Energiequelle Gottes leben wollen, müssen wir eben zu Gott gehen.
Vom Brunnen können wir uns das Wasser durch einen anderen bringen lassen, aber zur göttlichen Quelle müssen wir selbst gehen.
Wenn wir auf einen Berg wollen, müssen wir das Tal hinter uns lassen.
Wenn wir zu Gott wollen, müssen wir die Erde hinter uns lassen.
Wenn wir nach Amerika wollen, müssen wir Europa verlassen – loslassen.
Wenn wir in die Welt des Geistes wollen, müssen wir die Welt der Materie verlassen – loslassen.

Damit meine ich nicht, daß wir, um dies zu erreichen, leiblich sterben müssen; nein, ganz im Gegenteil. Wir sollten während unseres irdischen Daseins die Welt überwinden und ganz zu Gott finden. Dafür, nur dafür, sind wir in diese Welt der Materie, in diese Welt der Erscheinungen, in diese Welt der Illusion gekommen. Das ist meine Überzeugung und Erfahrung. Die Weltüberwindung ist ein innerer Prozeß des Loslassens und der Befreiung von allen Fesseln und Zwängen.

Solange wir glauben, ohne Essen, ohne diesen Menschen, ohne Strom, ohne Wohnung, ohne dieses Gefühl, ohne jene Musik, ohne diesen oder jenen Genuß, ohne Sexualität usw. nicht leben zu können, sind wir nicht frei, sondern Sklaven unserer Vorstellungen.

Wir brauchen das Essen nur solange, wie wir *denken*, daß wir es brauchen.

Haben Sie nicht schon einmal eine Situation erlebt, in der Sie so erfüllt waren, daß Sie nicht an Essen dachten und somit auch keinerlei Hunger hatten. Dies erlebe ich öfters. Besonders Künstler erleben dies in erfüllten und harmonischen Schaffensphasen. Die wirklich von Gott inspirierten

Komponisten wurden während den Inspirationsphasen vom göttlichen Klangstrom ernährt.

„Ich habe die Welt überwunden", sagt Jesus in der Bibel. Hillarie hat als erster den Mount Everest bestiegen und damit allen Nachfolgenden die Möglichkeit geschaffen, das gleiche zu tun. Auch wir können durch die Kraft Jesu die Welt in uns überwinden. Erst dann können wir *alles* aus der Freiheit heraus tun, auch essen. Auch Jesus hat gegessen, obwohl er während der drei Jahren, in denen er mit dem Vater eins, aus der Fülle seiner Gottheit lehrte, auch ohne Essen hätte leben können.

Mit diesen Betrachtungen möchte ich keineswegs ein Leben ohne feste Nahrung als wichtig oder als besonders erstrebenswert darstellen. Im Gegenteil, ich erlebe auch die Ernährung als einen Erlösungsprozeß aller in die Verdichtung geratenen Lebensäußerungen.

Diese Betrachtungen sollen einen tieferen Einblick in das Wesen des Fastens und der Ernährung geben und die Befreiung von *allen* Zwängen, auch von dem Zwang des Essens, als wichtiges Lebensziel vor Augen führen. Jene Menschen, die einen Teil ihres irdischen Daseins ohne feste Nahrung gelebt haben und auch heute noch leben, hatten und haben nicht das Nichtessen zum Ziel, sondern GOTT. Da es in dieser Welt der Erscheinungen für alles Geistige ein Gleichnis, ein Beispiel gibt, so waren und sind diese Menschen eben ein Beispiel dafür, daß der Mensch wirklich nicht vom Brot alleine lebt.

Der Zugang zum inneren Arzt durch Fasten

Fasten heißt
sich selbst begegnen –
dem göttlichen Kern in seinem Innern
auf die Spur kommen.

„Der Mensch ist das Ebenbild Gottes", heißt es in der Bibel. Sicher ist damit nicht das unvollkommene Wesen gemeint, das wir, mehr oder weniger alle, darstellen; denn es heißt ja, Gott sei vollkommen.

Nach meiner Erfahrung liegt dieses Ebenbild Gottes als geistiges Sein tief verborgen und zum Teil verschüttet in uns – und doch spiegelt sich diese Vollkommenheit auch in unserem seelisch-körperlichen Sein.

Wer den Körperbau und seine Funktion (Anatomie und Physiologie) in seiner *Ganzheit* mit der Gnade Gottes betrachtet, erlebt tiefe Einblicke in die Vollkommenheit der Schöpfung, des Geschöpfes und des Schöpfers selbst. Er erlebt das feinstoffliche Gebilde „Seele", wie dies sich mit der Kraft des Geistes den irdischen, grobstofflichen Körper schafft und durch die Kraft des Geistes belebt und bewegt wird. Er erlebt, wie in jedem Organ, in jedem Glied, ja, in jeder Zelle eine ganz bestimmte Eigenschaft der Seele wohnt und wirkt (Psychosomatik). Er gelangt zur Erkenntnis, daß es in der ganzen uns bekannten Schöpfung kein vollkommeneres und perfekter funktionierendes Wesen gibt als den Menschen; deshalb wird dieser auch als die Krone der Schöpfung bezeichnet.

Zu dieser Vollkommenheit gehört auch ein absolut freier Wille; diesen kann der Mensch zu Erbau oder Verderb benutzen. Er kann ihn ganz auf Gott ausrichten und sagen: „Herr, Dein Wille geschehe, in mir und durch mich, in diese Welt hinein." Dann lebt er in Liebe und Harmonie mit seiner Umwelt – Mensch und Natur. Er kann aber auch nach seinem Eigenwillen = Eigensinn leben, dann wird er krank.

Da der Mensch sein Leben überwiegend nach außen, auf materielle Dinge ausrichtet, sucht er die Hilfe für seine gestörte Gesundheit in allerlei Mitteln, bei Maschinen, Apparaten und Methoden. Diese sind aber alle unvollkommen.

Der Mensch aber, auch der kranke Mensch, ist ein Ebenbild der Vollkommenheit; er trägt dieses Bild, dieses Programm in sich. Der kranke Mensch sollte es nur wirken lassen. Er ist doch perfekter als alle Apparate und Mittel. Sein Abwehrsystem ist perfekter als jedes Antibiotikum. Es funktioniert aber nicht mehr richtig; von außen her kann es keiner wieder instand setzen, reparieren.

Denn im Menschen selbst ist der innere Arzt, der ihn am besten kennt – die Seele, die den Schaltplan des ganzen Organismus enthält und genau weiß, wo die Störung liegt.

„Mensch, laß doch die Seele endlich einmal zum Zuge kommen. Laß die Mittel beiseite und wende Dich zum Unmittel-baren = bar aller Mittel. Du hast Dich verfangen im irdischen Wirken: in Beruf, Erfolg, Haus, Auto, Geld, Urlaub, Besitz, Prestige, Essen, Trinken, Kleider, Kosmetik, Mode, Versicherungen, Vergnügungen, Familie. Für all das hast Du gelebt; das war Dein Lebensinhalt. Du glaubtest, Dir damit eine solide Lebensbasis geschaffen zu haben. Keineswegs, ein sehr solides Gefängnis hast Du Dir gebaut, und nun bist Du krank."

Jetzt heißt es, Ballast über Bord zu werfen und lernen loszulassen. „Wende Dich für eine Zeit von allem Fesselnden ab; und dazu gehört auch das Essen; *also, faste.* Wende Dich wieder Gott zu, richte Dich ganz auf IHN aus, gewinne Vertrauen in SEINE Allmacht; dann wirst Du auch Deinem inneren Arzt – Dir selbst – wieder mehr vertrauen. Durch Fasten gibst Du Ihm und Deinem perfekt gebauten Organismus die Möglichkeit wieder, die verlorene Harmonie zu erlangen."

Fasten ist die umfassendste Heilmethode, weil es *den* wieder an den Patienten heranläßt, der sich am besten auskennt und der über die besten Mittel und Kräfte verfügt – den Organismus selbst und alles, was in ihm wohnt.

Wer sich *ganz* auf Gott ausrichtet, in dem wird auch irgendwann Gott wohnen.

So gesehen, kann man Fasten auch als Weg nach innen bezeichnen – sich aufmachen, auf den Weg zu Gott –, Befreiung aus den Fesseln der Materie und Hinwendung zum Geist Gottes.

Im Fasten wird der Hunger nach Materie in einen Hunger nach Gott verwandelt. – „Herr, mich hungert nach Dir!"

Was geschieht beim Fasten?

Wollte man alles beschreiben, was sich beim Fasten in unserem Organismus ereignet, es würde ein Buch mit tausend Seiten füllen. Ich versuche, es in einem Gleichnis zusammenzufassen: Stellen Sie sich vor, Sie sind in einer entlegenen, schwer zugänglichen Gebirgshütte. Unerwartete, lang anhaltende Schneefälle und ein anschließender Temperatursturz auf minus 50° C machen einen Abstieg unmöglich. Sie müssen auf unbestimmte Zeit in der Hütte bleiben. Um bei dieser Temperatur zu überleben, brauchen Sie Wärme. Die Hütte hat einen Ofen. Nach drei Tagen haben Sie den kleinen Brennholzvorrat verheizt. Was machen Sie nun? – Sie schauen sich nach anderem brennbarem Material in der Hütte um. Fangen Sie gleich damit an, Tisch und Stühle zu verheizen? Oder gar Ihr Bett? – Nein! Sie verheizen zunächst allen Abfall und Gerümpel und reinigen die Hütte von allem Unrat. Dabei wundern Sie sich, wieviel Gerümpel beim genaueren Hinschauen in der Hütte zu finden ist. Besonders in den Nebenräumen und auf dem kleinen Dachboden hat sich in all den Jahren so einiges angesammelt.

Nach vierzehn Tagen ist die Hütte gründlich gereinigt. Alles Überflüssige ist verbrannt. Nun beginnen Sie, die Einrichtung nach dem Grad der Notwendigkeit einzustufen, um am nächsten Tag mit der Verheizung des ersten Möbelstücks zu beginnen. Dazu kommt es aber nicht, da die Temperatur steigt, der Schnee rasch wegschmilzt und Sie wieder frei sind.

Ähnlich verhält sich unser innerer Arzt beim Fasten. Nachdem der Nahrungszufuhrstrom am ersten Fastentag versiegt, bedient er sich der noch in Blut und Lymphe kreisenden Nahrungsstoffe. Dann kommt der Glykogenvorrat der Leber dran. Nach ca. drei Tagen begibt sich der innere Arzt auf die Suche nach all dem, was eigentlich nicht in den Körper hineingehört: alte Ablagerungen, Verschwartungen, Krankheitsherde und -stoffe, krankes Gewebe, Tumore, Fett- und Eiweißablagerungen und vieles mehr. Wir staunen, wieviel Unrat unser innerer Arzt bei einer Fastenkur in uns findet. Oft tut es auch weh, wenn er die Zellen und das Zwischenzellgewebe reinigt, je nachdem, wie alt und wie stark der Unrat in unserem Gewebe festsitzt.

Fasten beruht auf drei Prinzipien: Altes zurücklassen (überwinden) – Unnötiges abgeben – Vorräte aufbrauchen. Die Synthese ist: Loslassen. Dadurch machen wir den Weg frei zum Urgrund unseres Wesens, um dem Wesentlichen zu begegnen.

Entwicklungen, die zum Fasten führen

Die im kranken Darm entstehenden Gifte sind es nachweisbar, die den Menschen krank vorzeitig alt und häßlich machen.
Franz Xaver Mayr, Arzt und Forscher

Bei der Betrachtung der sogenannten Wissenschaft kann man wohl mit Goethe sagen:
„Sie haben alle Teile in der Hand, doch fehlt ihnen leider das geistige Band."

Die Spezialisten, die sich für die verschiedensten Krankheiten und Körperteile zuständig fühlen, haben die Einsicht und die Empfindung für die vielschichtige Ganzheit des Menschen weitgehend verloren. Der größte Teil von ihnen erlebt nur die Symptome und die gestörten Organfunktionen des kranken Menschen und behandelt diese mit immer komplizierteren Apparaten, Mitteln und Methoden. Sobald sich der Mensch unbewußt gegen die Mißhandlung einzelner Organe wehrt, werden die Zeichen seiner Abwehr: Fieber, Erkältung, Grippe, Entzündungen, Allergien schleunigst mit einem riesigen Arsenal von Mitteln und Methoden unterdrückt. Am Ende dieser Kette steht eine massive seelische und körperliche Vergiftung, die sich Jahr für Jahr – im Gleichschritt mit der wachsenden Zahl an neuen Mitteln und Methoden – in immer differenzierteren Krankheiten ausdrückt.

Dies führt wiederum zum ständigen Wachstum des Spezialistenheeres. Neue Symptome bekommen neue Namen. Der Patient ist dadurch etwas beruhigt, weil seine bisher unbekannten Symptome nun einen Namen haben.

Die Sache ist diagnostiziert, definiert, registriert, katalogisiert. Das medizinische Wörterbuch muß bald Jahr für Jahr neu gedruckt werden; sein Umfang nimmt ständig zu. Der Umfang des medizinischen Wissens ist ständig am Wachsen, die Ratlosigkeit ebenfalls.

Hierzu ein Gleichnis des Physikers Newton:

Er zeichnete einen Punkt an die Tafel und sagte zu seinem Auditorium: „Dieser Punkt stellt das Wissen derer dar, die glauben, viel zu wissen. Ihr Potential ist so gering, daß sie wenig Berührungspunkte mit dem Nichtwissen, dem noch Unbekannten und Unerforschten, haben." Danach zeichnete er einen großen Kreis und sagte: „Dies ist das Wissenspotential jener, die glauben, wenig zu wissen. Ihr Potential ist so groß, daß sie eine große Berührungsfläche mit dem Nichtwissen, dem noch Unbekannten, noch Unerforschten, haben."

„Ich weiß, daß ich nichts weiß." *Sokrates*

Durch diese Entwicklung zum Spezialistentum erwacht immer mehr das Verlangen nach dem Einfachen, Natürlichen und Ganzheitlichen. Der Naturmensch und der Weise suchen beide das Einfache, die Einfalt, die Synthese. Fasten ist einfach, natürlich und ganzheitlich.

Die Vergiftung der Menschheit durch chemische Stoffe und durch Strahlen in der Luft, im Wasser, in der Nahrung, in Medikamenten, in Reinigungs- und Pflegemitteln sowie in den verschiedenen Suchtmitteln nimmt derzeit weltweit leider noch ständig zu. Die bedenkenlose Konsumsucht der Massen strebt einem Höhepunkt entgegen, der noch nicht absehbar ist. Daneben gibt es, Gott sei Dank, immer mehr Menschen, die zu einem neuen Bewußtsein erwachen und dem zwanghaften Konsum entsagen.

Die bisher unbekannte Wahrnehmung der seelischen und körperlichen Verschlackung und Vergiftung ist Teil des erweiterten Bewußtseins. Dadurch finden viele Menschen bald den Weg zum Fasten. Die meisten erleben begeistert das Wohlempfinden der seelisch-körperlichen Reinigung sowie die Stärkung ihrer Entsagungskräfte gegenüber den täglichen Versuchungen des maßlosen Konsumzwangs.

Wer sollte fasten, wer nicht?

Fasten sei etwas für die Dicken, meinen die meisten. Auch die Schulmedizin sieht im Übergewicht die Hauptindikation für das Fasten. Ein Schlanker werde krank, wenn er faste, meinen die meisten und leben nach dem Motto: „Rund samma, gsund samma!" Natürlich kann ein übergewichtiger Zeitgenosse durch Fasten nicht nur sein Normalgewicht, sondern sein Idealgewicht erlangen und damit auch ein völlig neues Lebensgefühl. Solche Erfolge begeistern alle, die es miterleben. Fasten ist aber mehr, viel mehr als bloßes Abspecken.

In der Naturheilkunde, die über ein weit größeres und älteres Erfahrungsgut verfügt als die institutionalisierte Schulmedizin, gibt es ein breites Indikationsspektrum zum Heilfasten, das man folgendermaßen zusammenfassen kann: Alle Krankheiten, die durch Verschlackung und Vergiftung des Stoffwechsels, der Lymphe, des Blutes und des Bindegewebes entstanden sind, also: Stoffwechselstörungen, Fettsucht, Ekzeme, Pilzbefall jeglicher Art und in allen Körperregionen, Gürtelrose, Furunkel, Abszesse, Akne, alle Hautkrankheiten, Allergien, Rheuma, Gicht, Arthritis, Polyarthritis, Arthrosen, Sklerose, Neuralgien, Ischias, Migräne, Kopfschmerzen allgemein, Gefäßleiden, Venenerkrankungen, Venenentzündungen und Thrombosen, Hämorrhoiden, Arteriosklerose (Arterienverkalkung), Durchblutungsstörungen, zu hoher und zu niedriger Blutdruck, akute und chronische Entzündungen aller Art, Herz-, Leber-, Nieren- und Bauchspeicheldrüsen-Erkrankungen, Stuhlverstopfung, Durchfall, Appetitlosigkeit, Magen- und Darmkatarrhe (Reizungen, Entzündungen), Menstruationsbeschwerden und -störungen, Wechseljahrbeschwerden, Schwangerschaftserbrechen, Neigung zum Abortus (Abgang), Fluor (Ausfluß), Zahnfleisch-, Zahnwurzel- und Kieferentzündungen, Parodontose, Augenentzündungen, grauer und grüner Star (Glaukom), Warzen, Polypen, Myome, Gewebswucherungen, Geschwüre und Geschwülste, man könnte sagen, bis hin zum Krebs; das letztere ist aber nicht der Fall, denn beim Krebs sind wir an der Indikationsgrenze des Fastens angelangt, auch in der Naturheilkunde.

Die Gegenanzeigen sind (das heißt, daß das Fasten bei folgenden Krankheiten nicht zu empfehlen ist): Krebs, Tuberkulose und Schilddrüsenüberfunktion (Basedow), weil diese Krankheiten schon von sich aus den Körper auszehren. Das Magen- und das Zwölffingerdarm-Geschwür wird auch als Gegenanzeige betrachtet, weil beim Fasten oft scharfe Säfte von den Magen- und Darmschleimhäuten abgesondert werden, die dann stark brennen und schmerzen können. Sehr alte Menschen und sehr magere sollten ebenfalls nicht fasten.

Die genannten Gegenanzeigen sollte man ernst nehmen, aber keineswegs als absolut betrachten, denn gerade beim Krebs lassen sich durch Fasten erstaunliche Erfolge erzielen (siehe dazu das Kapitel „Das Fasten von Schwerkranken").

Gerade Untergewichtige, die trotz vielem Essen nicht zunehmen, erleben oft *nach* einem drei- bis siebentägigen Fasten eine angenehme Gewichtszunahme von ein bis zwei Kilo zum vorherigen Gewicht. Dies ist auf die allgemeine Anregung und Harmonisierung der Drüsenfunktionen durch das Fasten zurückzuführen.

Fasten ist schon bei der leichtesten seelischen Harmoniestörung indiziert, wie z. B. üble Laune, Frustration, Stimmungsschwan-kungen, Bedrückung, Ängste, Depressionen, Schlafstörungen, vegetative Störungen und dergleichen. Alle Gemütserkrankungen, alles, was die Seele und den Geist bedrückt und betrübt, wird leichter, lichter und klarer durch Fasten. Besonders angezeigt ist das Fasten beim übersteigerten Sexualtrieb, einer um sich greifenden Frustkrankheit unserer Zeit.

Alle Ausscheidungskrankheiten wie Erkältung, grippale Infekte, Bronchitis usw. *schreien* geradezu nach dem Fasten. Sie sind ja nichts anderes als Giftausscheidungsbemühungen von einem noch einigermaßen gesunden Organismus, der uns mit seinen Reaktionen direkt zum Fasten bittet. Auch das Fieber jeglicher Ursache verlangt nach Fasten, Ruhe und Wasser.

Kinder haben in solchen Fällen von sich aus keinen Hunger. Diese natürliche Reaktion sollte man auch beachten und dem Bestreben der Natur folgen, den Kindern aber viel zu trinken geben. Abgesehen von solchen Fällen sollten Kinder unter 16 Jahren nicht fasten, da sich der Organismus noch sehr stark im Aufbau befindet. Auch Schwangere und Stillende sollten nicht fasten mit Ausnahme von wenigen Fastentagen bei Schwangerschaftserbrechen und Neigung zum Abortus.

Jeder, der das Wesen des Fastens einmal ganz erfaßt hat, ein inneres Verlangen danach verspürt und entsprechend motiviert ist, kann fasten. Egal, welche Krankheit und welches Alter er hat. Er wird auch innerlich spüren, wann er mit dem Fasten aufhören muß.

Fasten mit dem Ehepartner, der ganzen Familie oder mit Freunden vertieft das Gefühl und das Verständnis füreinander. Wer in einer Familie alleine fastet, sollte der nichtfastenden Familie dieses Buch zu lesen geben, damit sie Verständnis für die veränderten Bedürfnisse des Fastenden und für etwaige Fastenkrisen aufbringen kann.

Der Fastende sollte über seine inneren Erfahrungen mit den anderen sprechen und sie somit daran beteiligen.

Die besten Fastenzeiten

Durch Fasten reinigt sich der religiöse Mensch aller Religionen an Leib und Seele, er entsagt bewußt, bringt seine leiblichen Bedürfnisse mit Freude freiwillig zum Opfer. Damit nimmt der Christ in geringem Maße am Opfer Jesu teil. Im Herzensgebet, in der Stille kann er nun durch die erhöhte Sensibilität teilhaben am Leiden und Sterben Christi, kann den Karfreitag durchmachen im Gebet, das Ringen des Herrn am Ölberg miterleben und muß dabei *nicht* einschlafen wie damals dessen Jünger. Durch das Fasten kann er besser wachen.

„Bleibet hier und wachet mit mir,
wachet und betet, wachet und betet!"

Dann naht das befreiende, erlösende Ende der Entbehrungszeit: die Auferstehung des Herrn. Der Geist und die Seele jubeln, und auch der Körper soll die Auferstehungsfreuden empfinden; er bekommt wieder Nahrung. Der Bräutigam ist wieder da, die Hochzeitsgäste sind zum Mahl geladen. Die Fastenzeit ist zu Ende.

Mit Fasten, Ruhen und Gottes Willen kann man alle Krankheiten heilen. Im Fasten entsagen wir bewußt der Stoffeinverleibung. Im Ruhen entsagen wir der Reizüberflutung und der Geschäftigkeit. In der Stille können wir den Willen Gottes in uns einlassen, der *allein* uns heilen kann.

Für den Fastenbrecher muß das Hochzeitsmahl natürlich noch karg und einfach sein. Die Regeln für das Abfasten gelten auch hier, es sei denn, der Fastende ist schon derart vom Heiligen Geist durchdrungen, daß dieser in ihm alles in Licht verwandelt.

Abgesehen von den religiösen Fastenzeiten aller Religionen ist die beste Zeit die, in der man Zeit und Ruhe zum Fasten hat. Ein weiteres Kriterium ist noch die Jahreszeit; wer leicht friert, fastet am besten im Sommer. Die ruhende Natur im Winter ladet viele zum Fasten ein, da auch die Natur in uns nach dieser Ruhe verlangt. Da die Stoffwechselprozesse im Winter langsamer ablaufen, hat es nicht nur der Bär in sich, seinen Organismus nach dem Winterschlaf mit Bärlauch zu entgiften. Auch der Mensch kennt seit alters die wohltuende Frühjahrs-Entschlackungskur mit frischen Kräutertees und Bärlauchsaft. Also ist auch das Frühjahr eine gute Fastenzeit. Auch die Mondphasen haben Einfluß auf das Fasten: Bei zunehmendem Mond steigen die Körpersäfte, bei abnehmendem werden sie leichter ausgeschieden. Ich bevorzuge die Weihnachts- und die Osterzeit – also zwei Fastenzeiten im Jahr.

Legen Sie beim Fasten die übliche Alltagshektik ab – für einige Tage weg von Telefon und Terminkalender. Verzichten Sie auf Zeitungen, Zeitschriften, Radio und Fernsehen. Wenden Sie sich bewußt von der äußeren Reizüberflutung ab.

Üben Sie sich in der vorurteilslosen Betrachtung Ihrer Umgebung, der Menschen und der Natur. Lassen Sie die Natur bei ausgedehnten *Allein-Spaziergängen* (mit allem eins sein) auf sich wirken.

Das Osterfasten

Als Christ ist für mich das Fasten bis Ostersonntag ein besonderes Erlebnis. Auch ein kurzes Fasten von Palmsonntag bis Ostersonntag hilft uns, die Karwoche besonders intensiv zu erleben.

Es ist ratsam, sich ab Gründonnerstag von allem Weltlichen weitgehendst zurückzuziehen. Wenn wir dann die Flamme der Sehnsucht nach Gott im Herzen entzünden, wir uns nur noch auf Jesus Christus, in dem ER Mensch geworden ist, ausrichten, dann dürfen wir Jesus, den Menschensohn, auf seinem Leidensweg begleiten. Wir können die Ausmaße seines Leidens und das Opfer, das er für uns erbracht hat, nur erahnen. Aber wenn wir einen Bruchteil davon erleben dürfen, ist das derart erschütternd und erhaben, daß wir daraus die Kraft und den Mut schöpfen können, unseren persönlichen Karfreitag zu durchleben.

Das Motiv des Fastenden sollte, ganz besonders in dieser Zeit, nicht Gesundheit oder Schönheit sein. Da sollte es nur ein Motiv geben:

> „Herr, mich hungert und dürstet nach Dir, nur DU allein kannst meinen wahren Hunger und Durst stillen."
> Aber der alte Schlauch faßt den neuen Wein nicht. Der alte Mensch, der alte Adam, muß sterben. Er darf keine Nahrung mehr bekommen.
> Fasten hilft uns, sterben zu lernen, die Welt loszulassen
> – wirklich alles loszulassen –
> hilft uns, nichts mehr haben zu wollen, nichts mehr festzuhalten,
> nichts mehr tun zu wollen, keine Vorstellungen mehr zu haben,
> nichts mehr zu verdrängen, nichts mehr zu verurteilen,
> nicht mehr davonzulaufen – alles zuzulassen –

über uns hereinbrechen zu lassen:
Freud und Leid, Vergangenheit, Gegenwart, Zukunft – ein ewiges Nun – sich auszuliefern – totale Hingabe.
Wer aber kann mich so annehmen, wie ich bin, mit all meinen Fehlern, ohne Wenn und Aber? Wer kann mich *ganz* annehmen?
Nur Gott allein, also kann ich mich nur IHM voll hingeben.

So erleben wir, betont durch die bewußte Entsagung im Fasten, von Gründonnerstag über Karfreitag bis hin zum Karsamstag: Anfechtungen, Versuchungen, die qualvolle Entblößung unseres Wesens – Kämpfe auf allen Ebenen unserer Seele, bis hin zum nackten Tod.

„Und solang Du dies nicht hast, dieses Stirb und Werde, bist Du nur ein trüber Gast auf der dunklen Erde." *Goethe*
„Und wäre Christus tausendmal geboren und nicht in Dir,
Du gingest doch verloren." *Angelus Silesius*
„Wer sein Leben erhalten will, der wird`s verlieren, wer es aber dahingibt in meinem Namen, der wird`s erhalten!" *Jesus*

Damit ER *in* uns geboren werden kann, muß unsere Vorstellung von uns selbst, das Bild, das wir von uns selbst aufgebaut haben, unsere Selbstgefälligkeit, zerbrechen – sterben.

Ostersonntag: – Überwindung des Todes –
vollkommener Sieg – Zerstörung und Neuerschaffung –
Verwandlung – ganzheitliche Auferstehung –
Jesus, der absolute Sieger, *schenkt* uns seinen Siegespreis, er hat ihn nicht für sich errungen.
ER ist Sieger und Preis. ER SELBST schenkt SICH uns.
ER ist der Preis für unsere Mühe und Entsagung.
„Nun lebe nicht mehr ich, sondern Christus in mir." *Paulus*
Eine hohe Zeit bricht an; wir feiern Hochzeit. Die Braut (unsere Seele) hat den Bräutigam (Jesus) emp-

fangen. Der Bräutigam lädt ein zum Hochzeitsmahl – zum Ostermahl,
– Lobpreis, Dank und Jubel, Jauchzen und Singen.

Wenn wir es in diesem Sinne erleben, können wir alle Regeln des Abfastens übergehen, denn der Geist überwindet *alle* Schranken des Fleisches. Ich muß hier aber vor Selbsttäuschung warnen und möchte niemanden zu einem gesundheitsschädigenden Handeln ermuntern. Wie ich in diesem Buch schon deutlich gemacht habe, kann das Fastenbrechen mit einer vollen Mahlzeit schwere Konsequenzen haben. Nur wer den Ostersonntag ganz in der Freude und im Geiste Jesu erlebt und keinerlei Bedenken in sich fühlt, kann nach sieben Fastentagen das Ostermahl einnehmen. Am Abend davor oder schon mittags sollte man das Fasten mit einem Apfel brechen.

Fastendauer

Wieviel Fastentage für Sie optimal sind, kann eigentlich nur Ihr innerer Arzt genau wissen. Solange Sie diese Gewißheit nicht haben, versuchen Sie es einmal mit vier bis sieben Tagen.

Günstig wäre, nach einer Woche mit rohem Sauerkraut oder einigen Obst-Tagen, eine mindestens sieben Tage dauernde Saft-, Wasser- oder Tee-Fastenkur. Bei Wohlbefinden kann diese bis auf zwei, drei oder gar vier Wochen verlängert werden.

Gewichtsabnahme bei Übergewicht: erste Woche täglich 1 kg, zweite Woche täglich $^1/_2$ kg, dritte Woche täglich $^1/_4$ kg.

Bei größerem Übergewicht sollte man in Etappen fasten, damit die Gelenke sich an die neuen statischen Verhältnisse gewöhnen können und die Haut sich langsam dem geringeren Inhalt anpassen kann. Wichtig sind dabei: Bewegung, viele Spaziergänge, gezielte Leibesübungen und Lofi-Klopfmassage.

Sichere Zeichen dafür, daß aller Schmutz herausgefastet ist, sind:

reiner, geruchloser Atem, saubere Zunge bis nach hinten, klare Augen, klar zurückfließendes Klistierwasser. Dies wird selten erreicht, auch nicht mit 40 Tagen Dauer, erst durch öftere Fastenkuren über Jahre hinweg.

Man kann nicht sagen, wann bei einem Menschen der Hungertod eintritt; im allgemeinen heißt es, nach 70 bis 100 Tagen. Aber es gibt Menschen, die 70 bis 90 Tage gefastet haben und sich dabei wohl fühlten. Den Weltrekord im Abfasten von Übergewicht hält derzeit ein Amerikaner: 382 Tage lang lebte er nur von Mineralwasser und Vitamintabletten und verlor dabei 120 Kilogramm Körpergewicht.

Abgesehen von den richtigen Fastenzeiten oder Kuren können Sie einmal versuchen, einen Tag in der Woche zu fasten; viele tun dies am Freitag. Das heißt aber nicht, statt Schweinebraten Fischbraten zu essen, sondern wirklich zu fasten.

Sie können auch beliebig einzelne Mahlzeiten auslassen, z.B. das Frühstück und somit die natürliche Nacht-Fastenzeit etwas verlängern. Überhaupt sollten Sie sich angewöhnen, nur dann zu essen, wenn Sie *wirklich* Hunger haben (siehe Kapitel „Hunger“ in meinem Buch „Mittel zum Leben – Mittel zum Heilwerden“).

Die Entschlackung

Zahlreiche und sehr verschiedenartige Gifte sind überall in unserem Körper abgelagert, zum Teil in fest verschlossenen Depots, je nach dem Grad ihrer Schädlichkeit für den Organismus.

Solange wir dem Organismus Nahrung zuführen, ist er mit dem Abbau und der Assimilierung der zugeführten Stoffe beschäftigt. Alle Transportmittel und –wege sind mit diesem Prozeß voll ausgelastet, so daß keine Möglichkeit vorhanden ist, gleichzeitig noch alte, abgelagerte Stoffe zu transportieren, geschweige denn hochgefährliche Gifte. Je nach der Art der Ernährung kann diese Transporttätigkeit von einer Mahlzeit bis zur nächsten dauern. Bei einer leichten Kost ist sie sehr rasch abgeschlossen. Nach Abschluß dieser Tätigkeit versucht der Organismus immer, mit der Entschlackung zu beginnen – falls wir ihm Zeit dazu lassen!

Stark verschlackten Menschen wird es schon am Anfang dieser Entschlackung übel, schwindelig, oder sie fühlen sich schwach. Bei manchen tritt dies auf, sobald sie auch nur eine Mahlzeit auslassen; andere müssen sogar zwischen den Mahlzeiten essen, um diese unangenehmen Gefühle zu unterdrücken.

Dadurch wird der Organismus ständig an der für ihn lebenswichtigen Entschlackung gehindert, und die Giftdepots werden immer größer und bedrohlicher. In der Nacht kann der Organismus kaum entschlacken, da alle Funktionen auf Sparflamme laufen. In den frühen Morgenstunden nimmt er seine volle Tätigkeit wieder auf und kann bis zum Frühstück ein wenig entgiften, daher der starke Mundgeruch der Langschläfer. Dieser kommt von der beginnenden Entgiftung über die Lunge, die Mandeln, die Mundschleimhaut sowie über den gesamten lymphatischen Rachenring.

Schon am ersten Fastentag beginnt der Organismus seine große Reinigung. Erst holt er sich das noch einigermaßen

„brennbare Material". Die fest verschlossenen Giftdepots werden erst später geknackt; dann kann es zu sehr stürmischen Reaktionen kommen. Das Knacken dieser Depots geschieht häufig auch erst bei der zweiten oder dritten Fastenkur. Während des Fastens öffnet unsere Seele-Körper-Organisation zur Selbstreinigung alle Wege und „Schleusen". Durch alle Öffnungen und jede einzelne Hautpore werden Schlacken und Gifte ausgeschieden.

Die Niere als Hauptausscheidungsorgan leistet während des Fastens entscheidende Ausscheidungsarbeit sowohl im körperlichen als auch im seelischen Bereich (siehe das Kapitel „Die Niere" in meinem Buch „Ganzheitliche Therapie"). Dabei kann der Urin öfters einmal dunkel sein und sehr penetrant riechen. In solch einem Fall sollten Sie über Ihren Durst hinaus gutes Wasser trinken. Wasser ist das beste Mittel, um die Nieren in ihrer schweren Entgiftungsarbeit zu unterstützen. Es verflüssigt die zähen Schlacken und Giftströme. Außerdem durchspült es die Nieren, die Harnleiter und die Blase.

Über alle Schleimhäute werden zum Teil sehr übelriechende Gifte ausgeschieden. Dadurch kommt es zu weiß-graugelblichen Zungenbelägen, manchmal auch braun oder schwarz, besonders bei Rauchern. Besonders stark scheiden die Gaumen- und die Rachenmandeln aus. Wir sollten dies durch leichte Massage mit den Fingern unterstützen. Bei starker Verschlackung bzw. Vereiterung der Mandeln kann man diese von einem kundigen Heilpraktiker/Arzt absaugen (rödern) lassen. Auch das Zahnfleisch scheidet viel aus und ist demzufolge belegt. Diese Reinigung können wir ebenfalls durch die Zahnfleischmassage, mit den Fingern und der Zahnbürste zu den Zähnen hin, unterstützen. Selbst die Zähne sind oft mit einem Belag überzogen.

Auch die Schleimhäute der Scheide sondern viel ab. Dies kann zu einem weißen, gelblichen oder gar braunen Ausfluß führen.

Aus den Lungenbläschen, den Bronchien, der Nase, dem Rachenraum, den Neben- und Stirnhöhlen fließt der schlacken- und giftbeladene Schleim oft in schillernden Farben, manchmal auch Eiter. Unterstützen Sie diese wichtige Reinigung durch kräftiges Räuspern, Ausspucken und Schneuzen. Gewöhnen Sie es sich ab, die Nase immer hochzuziehen. Damit verhindern Sie, auch außerhalb der Fastenzeit, einen wichtigen Teil der Selbstreinigung von Körper und Seele.

Die Haut als flächenmäßig größtes Ausscheidungsorgan scheidet Schlacken und Gifte durch den Schweiß aus, aber auch über die gasförmige Ausdünstung. Diese Giftgase, die auch über Lunge und Darm freigesetzt werden, können sehr übel riechen. Deshalb sollte die Hautfunktion beim Fasten kräftig unterstützt und angeregt werden durch ausgedehnte Wanderungen und leichte Übungen, so daß möglichst alle Körpermuskeln betätigt werden durch Luft- und Sonnenbäder, Tautreten, Trockenbürsten, Lofi-Klopfmassage, Kaltwaschungen, Bäder und Sauna. Alles vernünftig und individuell dosiert.

Nach dem Morgentrunk sollten wir den Tag mit Trockenbürsten im Freien anfangen. Während dieser Prozedur können wir gleichzeitig eine Mund-Öl-Spülung vornehmen (siehe die Kapitel „Einige Empfehlungen für den Tagesanfang" und „14-Tage-Kur mit Kaltwaschungen und Ölspülung" in meinem Buch „Ganzheitliche Therapie"). Nach dem Trockenbürsten eventuell eine kurze Kaltwaschung. Anschließend den ganzen Körper mit folgender Hautfunktions-Ölmischung kräftig einreiben:

60 g Johanniskraut
10 g Rosmarin
10 g Arnika
5 g Lavendel
3 g Wacholder
3 g Latschenkiefer
3 g Eukalyptus

Wer möchte, kann noch 10 – 20 g Ringelblumen- oder Melissenöl dazugeben; bei Bedarf auch beides. Abschließend eine Ganzkörper-Lofi-Klopfmassage, diese fördert die Entschlackung von Haut, Muskeln, Sehnen und Gelenken in besonderer Weise (siehe meine Broschüre „Lofi – das federnde Klopfmassage-System zur idealen Selbstbehandlung").

Der Darm, vor allem ein Aufnahme-Organ, wird beim Fasten zu einem wichtigen Ausscheidungs-Organ, wie wir in späteren Kapiteln wiederholt sehen werden (siehe auch das Kapitel „Der Darm" in meinem Buch „Ganzheitliche Therapie").

Die seelischen Aspekte der Entschlackung

Der Mensch ist eine Einheit von Geist, Seele und Körper; obwohl der Körper den kleinsten und vergänglichen Teil unseres Seins darstellt, erscheint er vielen als der wichtigste Teil, manchen sogar als das Menschsein überhaupt. Solange wir in diesem Körper leben, sind die meisten seelischen Eigenschaften an ihn gebunden. Jedes Organ besitzt, besser gesagt beinhaltet eine ganz bestimmte seelische Eigenschaft. Darüber hinaus ist auch jeder Gemütszustand und jeder Gedanke an einen bestimmten Stoff gebunden. Die Seele ist ein rein energetisches Gebilde. Sie hat sich den Körper nach ihrem Bild und Plan geschaffen. Jede seelische Äußerung ist primär energetisch. Die Energie sucht sich aber eine Trägersubstanz.

So wie die Informationen in einem Computer auf winzigen Kieselplättchen gespeichert sind, sind auch unsere Erfahrungen, Gefühle und Gedanken an Substanzen unseres Körpers gebunden. Diese Substanzen *holen* wir uns durch die Nahrung aus der Umwelt. Sobald wir aber unsere Gedanken und Meinungen im Laufe unseres notwendigen Reifungsprozesses ändern, *müssen* diese energiespezifischen Stoffe wieder ausgeschieden werden, da sie nun der Seele und somit auch dem Körper als hinderlich und giftig erscheinen.

Wird diese Ausscheidung verhindert und der Körper dazu gezwungen, diese unbrauchbar gewordenen Trägersubstanzen in Depots einzulagern, dann werden auch die daran gebundenen Gedanken und Erfahrungen miteingelagert bzw. gespeichert. Die Seele aber möchte diese Energien ausscheiden, weil sie überholt sind und ihrer weiteren Entwicklung im Weg stehen; ja, sie hemmen oder bedrohen diese sogar. Der Mensch läuft dadurch immer wieder Gefahr, in alte Verhaltensmuster zu verfallen, von denen er glaubte, sie schon überwunden zu haben. Da jeder egoistische, verurteilende Gedanke entsprechende Giftstoffe als Trägersubstanz braucht, nützt das allein körperliche Fasten zur Entgiftung wenig, wenn wir parallel dazu nicht auch unsere Gefühls- und Gedankenwelt reinigen. Nutzen wir das Fasten, um uns auf allen Ebenen zu reinigen!

Wenn wir zu Gott gehen und haben dabei noch Gedanken wider eine Schwester, wider einen Bruder, dann sollten wir erst hingehen und uns mit ihnen versöhnen, bevor wir zu Gott gehen.
Denn Gott ist mit allen versöhnt.

Nun verstehen wir auch, warum das Fasten seit Urzeiten in erster Linie als eine seelische Reinigung erlebt wird. An jedes ausgeschiedene Schlacken- oder Giftmolekül sind seelische Erfahrungen gebunden. Je giftiger der Stoff, um so giftiger die alten Gedanken und Verhalten, die darin gespeichert sind. Erfahrene Faster können mit diesen Erfahrungen Bände füllen. Erstfastende erleben diese Seelenreinigung als Fastenkrisen, je nach dem Grad ihrer Sensibilität bewußt oder unbewußt. Sehr häufig werden bei längeren Fastenkuren, in denen die schweren Giftdepots geknackt werden, auch Alpträume und Angstzustände erlebt. Dem neuen Bewußtseinszustand erscheinen nun diese „geknackten" alten Verhaltensmuster zum Teil sehr grausam und lieblos.

Deshalb ist das Gebet während einer Fastenkur sehr wichtig. Diese alten Erfahrungen sollten wir alle dem Herrn, unserem Gott, in der Meditation und im Gebet übergeben, dann erst werden wir wirklich frei und froh.

Herr Jesus Christus,
durchglühe und reinige Du uns
und alles in uns und um uns her
mit dem Feuer Deiner Liebe
und laß uns Kraft und Frieden finden in Dir.

Ich erlebe die Entschlackung noch von einer anderen Seite: An die Schlacken und Giftstoffe im Körper sind sehr unreine Quälgeister gebunden; sie verlangen ständig nach denaturierten und giftigen Speisen. Durch Fasten entziehen wir ihnen ihren Nährboden, wogegen sie sich heftig wehren, was

Übelkeit und Schmerzen sowie allerlei Ängste, Gedanken, Depressionen, bis hin zu scheußlichen Alpträumen bewirkt. Besonders in den ersten Fastentagen, wenn sie noch bei Kräften sind, ist ihr Widerstand am heftigsten. Sie versuchen, den Fastenden mit allen Mitteln und Tricks vom Fasten abzuhalten und finden dazu reichliche Unterstützung von ganzen Heeren ihresgleichen, die in den Angehörigen, den Freunden und Bekannten des Fastenden wohnen. Durch deren Mund wird er dann aufs eindringlichste vor der „gefährlichen, gesundheitsschädigenden Torheit" gewarnt. Gegen Ende der ersten Fastenwoche werden sie dann schwach und verlassen nach und nach die karg gewordene Wohnstätte. Wir sollten sie aber keinesfalls mit Schimpf und Schande davonjagen, sondern für sie beten, damit auch sie verwandelt werden. Sonst geschieht es uns so, wie Jesus erzählt hat: Der ausgetriebene Geist kehrte mit sieben Gesellen zurück!

Humor und Freude

Schon in der Antike erkannte man, daß die richtige harmonische Zusammenstellung aller Körpersäfte (Blut und Lymphe) und deren ungehinderter Fließprozeß durch den ganzen Organismus maßgebend für Gesundheit und Wohlbefinden seien. Die damaligen Ärzte wußten, daß eine falsche – disharmonische, giftige – Zusammensetzung der Körpersäfte zur Erkrankung des Menschen führe. Sie entwickelten daraus eine Krankheitslehre, die bis heute die Bezeichnung „Humoralpathologie" trägt. Zusammengesetzt aus dem lateinischen Wort „Humor" (umor) = Flüssigkeit, Feuchtigkeit und dem griechischen Wort „pathologie" = Krankheit.

Ein Mensch mit zähflüssigen, verschlackten, kranken Körpersäften ist oft „sauer", „grantig" und schwermütig. Von diesen Menschen sagt man, sie seien nicht „flüssig", es mangle ihnen an Flüssigkeit bzw. an „Humor". So entstand dieser heute weitverbreitete Begriff, den der berühmte Schriftsteller, Dichter, Theologe und Humorist Jean Paul so charakterisiert: *„Der Humor ist die angeborene oder erlernte Weisheit, die Torheiten und Leiden der Menschen nicht witzelnd, sondern 'unter Tränen' zu belächeln."*

„Humor ist, wenn man trotzdem lacht!" sagte Lessing, ein Meister des deutschen Humors in seiner „Minna von Barnhelm".

Dieses befreiende, herzhafte Lächeln, das niemanden verletzt, meinte wahrscheinlich auch Mark Twain, als er sagte: *„Humor ist eines der wichtigsten Attribute Gottes."*

Deshalb sagte auch der Mystiker Bô Yin Râ: *„Ich möchte dich dort noch lachen sehen, wo allen anderen das Lachen schon längst vergangen ist."*

Fasten löst Blockaden, öffnet die Schleusen, macht uns „flüssig" = humoral = humorfähig. Wenn die Säfte stimmen, sind wir „gestimmt" – sind wir „in Stimmung". Dieser erhöhte, harmonische Zelltonus schafft eine seelische Grundhaltung bzw. Schwingung, die in den Mißständen des Lebens menschliche Unzulänglichkeiten erkennt und lächelnd verzeiht.

Humor öffnet uns das Tor zur wahren Freude und Glückseligkeit.

Schon im Ersten (Alten) Testament sagt Gott durch den Propheten Jesaja, daß wir beim Fasten nicht den Kopf hängen lassen und uns nicht in Sack und Asche betten noch anderweitig kasteien sollten.

> Fasten fängt mit „F" wie Freude an. Deshalb sage ich euch:
> „Freuet euch!"
> Freuet euch an *allem!*
> Nutzet die Sensibilisierung des Fastens, um die wahre, die vollkommene Freude in euch kennenzulernen.

Solange wir das Leben in der Vielfalt seiner Äußerungen/Erscheinungen durch unsere Gefühle von Sympathie und Antipathie trennen, kennen wir die wahre Freude nicht. Solange wir uns nur an jenen Menschen erfreuen können, die nett und freundlich zu uns sind, nicht aber an jenen, die uns die Schattenseite unseres eigenen Wesens zeigen, solange wir uns nur am Sonnenschein erfreuen und auf Sturm, Regen und Hagel schimpfen, können wir wahre Freude, wahre Glückseligkeit nicht kennenlernen.

Freude und Liebe sind nicht trennbar, aber auch nicht machbar. Freude und Liebe sind das Leben *selbst* in seiner Ganzheit. Die Freude finden wir nicht irgendwo draußen, sondern in uns. Jesus Christus, in dem die Vollkommenheit der Liebe und der Freude – in dem Gott – Mensch geworden ist, weist uns in seiner Frohen Botschaft darauf hin, daß das Himmelreich und somit auch die Freude inwendig in uns sei. Mit folgenden Worten hat er uns schon vor zweitausend Jahren ein Geschenk gemacht: „Meine Freude gebe ich euch, damit eure Freude vollkommen werde."

Haben wir dieses kostbare Geschenk angenommen? – Anscheinend nicht. – Warum eigentlich?

Im Grunde sehnen wir uns doch alle nach wahrer, untrübbarer Freude und Glückseligkeit. Weil wir unseren Weg in die Inwendigkeit – in unser wahres Sein, in unser Himmelreich – verbaut haben mit allerlei Bildern, Vorstellungen, Begriffen, Gedanken, Illusionen. Da aber ein Leben ohne Freude kein Leben ist, suchen die meisten Menschen ihre Freude, ihr Glück draußen in der Welt. Die weltliche Freude befriedigt auf die Dauer weder Geist noch Seele und führt so zu Täuschungen und somit auch zu Enttäuschungen.

Wahres Fasten bedeutet, diesen Weg nach innen „freizuschaufeln“ – das Flußbett für die Freude wieder freizumachen. Damit die vollkommene Freude durch uns hindurch in diese Welt hineinfließen kann – Leben und Freude spendend. Im Fasten verzichten wir auf einiges, das uns unentbehrlich erschien. Indem wir beginnen, darauf zu verzichten, es zum Opfer bringen. In dem Augenblick erleben wir schon eine inwendige, höhere Freude und Glückseligkeit.

„Himmel“ ist das ewige göttliche Sein vollkommener Harmonie, Liebe, Freude und Glückseligkeit *in* uns.

„Hölle“ ist eine Verdichtung disharmonischer, leidvoller, teils grausamer Zustände *in* uns.

Der Himmel ist ein Geschenk Gottes. Die Hölle schaffen wir *uns selbst;* überall dort, wo wir uns durch unser Denken, Fühlen, Sprechen und Handeln vom Himmel trennen.

Nutzen wir den Fluß des Fastens, um in unseren „Himmel“ zu gelangen und mit Humor und Freude unsere „Hölle“ zu erlösen – Gott durch uns.

Die Darmmassage

sollte sieben Tage vor dem Heilfasten und während der ersten sieben Fastentage täglich durchgeführt werden. Im weiteren Fastenverlauf sollte im allgemeinen keine Darmmassage mehr gemacht werden, erst wieder beim Fastenbrechen. Mit Beginn der ersten Nahrungsaufnahme kann sie wieder täglich durchgeführt werden. Aber wenn jemand das Bedürfnis zur Darmmassage während der ganzen Fastenzeit hat, kann er diese auch ohne Bedenken machen. Bei den anderen alternativen Kuren, die in diesem Buch aufgeführt sind, kann und sollte man täglich eine Darmmassage durchführen.

Es gibt verschiedene Möglichkeiten, den Darm zu massieren. Die besten Massagetechniken – und allen anderen überlegen – sind „uddiyana-bhanda" und „nauli". Das sind jahrtausendealte, bewährte Organ- und Darmmassagen der Yogis, durch die schon manche Europäer von allerlei chronischen Darm- und Organleiden geheilt worden sind. Diese Massageart geschieht innerhalb des Bauchraumes. Dabei werden alle Organe des Bauchraumes massiert. Wir beginnen mit einer

Bauch-Schnell-Übung

Wir saugen die Kräfte aus der Luft – die Yogis nennen sie prana – tief in unseren Bauch hinein. Mit angehaltenem Atem lassen wir den Bauch mehrmals vorfallen und ziehen ihn sofort wieder zurück (Bauchschnellen). Dabei sollte die Bauchdecke möglichst locker sein. Auch die Luft darf nicht mit Gewalt zurückgehalten werden. Sobald der Drang zum Ausatmen kommt, sollten Sie dies auch tun. Wir wiederholen diese Übung einige Male nach eigenem Bedürfnis, abwechselnd mit angehaltener Einatmung wie oben beschrieben und angehaltener Ausatmung: Wir atmen so weit wie möglich aus, indem wir den Oberkörper während der Ausatmung vornüberhängen lassen, bis die Hände gegebenenfalls den Boden berühren. Ohne einzuatmen richten wir uns auf, üben das lockere Bauchschnellen, bis der Drang zum Einatmen kommt.

Diese Übung ist leicht und sehr wohltuend. Ich mache sie zwei-/dreimal täglich sitzend, stehend oder gehend, häufig auch beim Autofahren; sie wirkt auch erfrischend bei längeren Fahrten.

Uddiyana-bhanda

Bauch einziehen – Zwerchfell-Hochstand

Nach einer kurzen Pause atmen wir tief ein. Dabei breiten wir die Arme nach oben weit aus. Anschließend lassen wir den Oberkörper locker vornüberhängen und stoßen dabei den Atem zum Mund aus. Wir versuchen dabei, so weit wie möglich auszuatmen. Ohne einzuatmen richten wir uns auf und ziehen die Bauchdecke so weit wie möglich in den Brustkorb hinein. Dabei versetzen wir uns in den Bauchnabel und versuchen, diesen innerlich bis zur Wirbelsäule zu ziehen. In dieser Stellung verharren wir, bis der Drang zum Einatmen kommt. Dann atmen wir bewußt langsam ein und lassen die Bauchdecke ebenfalls langsam in die normale Lage zurückgleiten.

Nauli

Wie bei der vorhergehenden Übung atmen wir so weit wie möglich aus und ziehen die Bauchdecke ein. Leicht vornübergebeugt pressen wir nun die Handflächen auf die Oberschenkel, die abgespreizten Daumen werden dabei in die Leisten gedrückt. Nun versuchen wir von innen heraus, die Mitte des eingezogenen Bauches anzuspannen, so daß die beiden geraden langen Bauchmuskeln isoliert hervortreten. Wir halten den *nauli* (= isolierte Anspannung der geraden Bauchmuskeln), bis der Drang zum Einatmen kommt.

Nach einer kurzen Pause wiederholen wir die Übung. Fangen aber gleich an, mit der rechten Hand unseren Oberschenkel abwärts zu streichen. Der anfangs in die Leiste drückende abgespreizte Daumen streicht in der Leiste abwärts, bevor er, weiterhin von der Hand abgespreizt, auf die Innenseite des Oberschenkels übergeht. Dabei entspannt der linke Bauchmuskel. Der rechte tritt stärker hervor und gleitet unter der Bauchdecke leicht nach rechts. Nun holen wir die rechte Hand wieder zur Leiste hoch und vollziehen das Abwärtsstreichen mit der linken Hand, so daß nun der linke Bauchmuskel hervortitt und sich zur Seite bewegt. Massieren wir auf diese Weise abwechselnd rhythmisch unsere Oberschenkel, dann entsteht eine nahezu kreisförmige Wellenbewegung der Bauchmuskeln.

Die isolierte Anspannung des rechten Bauchmuskels nennen die Yogis *dakschin nauli, d*ie linke, *bama nauli* und die lockere Wellenbewegung *nauli lahari.*

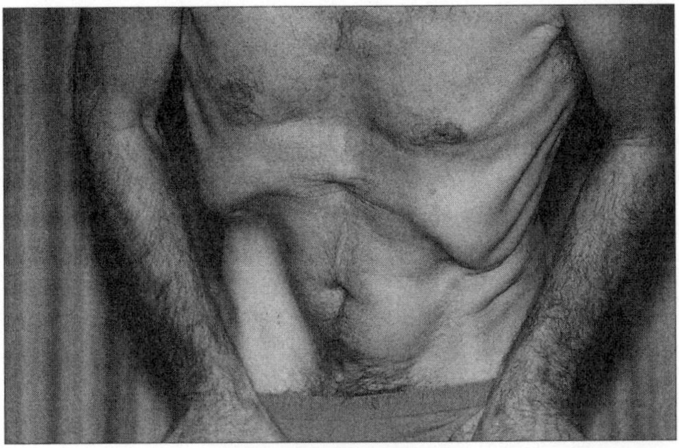

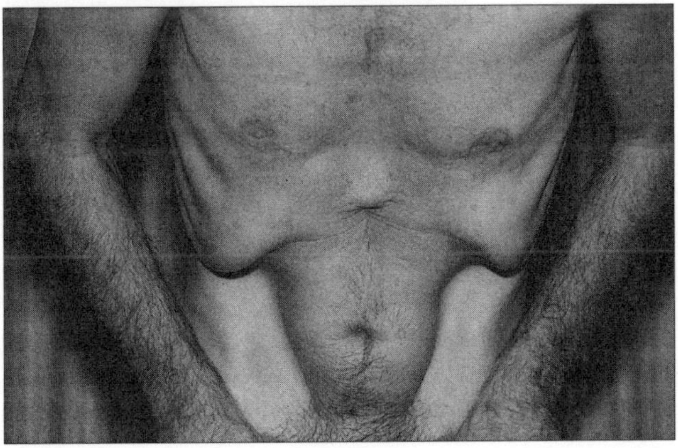

Nach langem Üben gelingt es den meisten, diese Muskeln allein mit dem Willen zu bewegen. Dann können wir unsere Bauchmuskeln durch den gesamten Bauchraum kreisen lassen: so daß sich der Muskel-"Stab", vorne beginnend, zur Seite bewegt, dann nach hinten bis zur Wirbelsäule, zur anderen Seite und wieder nach vorne. Es sind kreisend-"rührende" Bewegungen wie mit einem Kochlöffel in einem Suppentopf. Dies ist die optimale Bauchmassage. Sie gelingt am besten, wenn wir uns dabei so weit nach vorne beugen, daß wir mit gestreckten Armen unsere Hände oberhalb der Knie abstützen können.

Bei allen *nauli*-Übungen wird der Atem nach maximaler Ausatmung angehalten und solange geübt, bis der Drang zum Einatmen erfolgt. Alle Yogaübungen mit angehaltenem Atem haben unter anderem eine reinigende Wirkung auf alle Organe und Schleimhäute; jedoch nur, wenn sie locker durchgeführt werden.

Bei allen Übungen sollten wir unsere ganze Wahrnehmung im Bauchraum sammeln. Diesen großen Innenraum mit allem, was darin ist, *bewußt* erleben.

In der Schwangerschaft, während der Menstruation und bei Herzbeschwerden sollten diese Übungen nicht gemacht werden.

Manuelle Darmmassagen

Am bekanntesten sind die über die Bauchdecke von außen praktizierten manuellen Darmmassagen. Davon gibt es verschiedene Techniken und Variationen, wie z. B. die Unterwassermassage, auch ohne die Hand massiert, nur mit einem leichten Wasserstrahl. Das subaquale Darmbad zähle ich nicht zur Darmmassage, sondern zur Darmreinigung.

Die über einen bestimmten Zeitraum (7 Tage bis 6 Monate) regelmäßig durchgeführte Darmmassage hat eine wunderbare Wirkung auf den gesamten Organismus, mit deren Beschreibung man ein Buch füllen könnte. In aller Kürze versuche ich, die wichtigsten Aspekte zu beschreiben:

– Anregung der Darmperistaltik, Aktivierung der inneren Darmfunktionen, besonders der Darmzotten und deren Pumpen.

Man erzielt einerseits eine bessere Resorption (Aufnahme) von Nährstoffen und Energien in die Blut- und Lymphbahnen, andererseits auch eine bessere Entschlackung des Organismus bis in den Darm hinein. Dies bewirkt wiederum eine Reinigung des gesamten Blutes; was dem gesamten Organismus zugute kommt. Man sieht es auch äußerlich an der frischeren und reineren Haut.

– Verstärkung der Darmdurchblutung und des Lymphflusses:

Dadurch wird die Ausheilung chronischer Entzündungsherde bewirkt, Blut- und Lymphstauungen werden behoben. Der schlaffe Darm wird gestärkt, dadurch wird er kleiner (beim Nauli auch der Magen); somit verringert sich auch äußerlich der Bauchumfang. Schon nach kurzer Zeit werden alle Organe im Bauchraum entstaut, besonders Leber, Galle, Milz und Bauchspeicheldrüse. Alle Drüsen können wieder ungehindert arbeiten, alle Säfte und Energieströme fließen wieder. Der – meist in diesem Bereich – gestörte Wärmehaushalt wird normalisiert. Der Zwerchfell-Hochstand verschwindet. Herz und Lunge können wieder besser arbeiten. Oft verschwinden auf diese Weise schwere chronische Herzleiden. Der ganze Organismus wird wieder besser mit Sauerstoff versorgt, wird durchatmet.

Hier bewahrheitet sich wieder einmal die alte Volksweisheit, die sagt: „Wenn`s Oarscherl brummt, is`s Herzerl g`sund."

Die Wiener haben diesen alten Spruch etwas erweitert: „Wer schifft und pfuarzt (pfurzt), braucht nie an Oarzt (Arzt)."

Allen Techniken voran stelle ich die natürliche rhythmische und *tiefe Bauchatmung* als natürliche Darmmassage. Wir atmen alle zu oberflächlich, entsprechend unserem Alltag: Wer oberflächlich lebt und denkt, atmet oberflächlich. Wer in die Tiefe geht, vertieft automatisch seine Atmung. Also üben wir täglich, in die Tiefe zu gehen, in die Stille. Suchen wir *vor* allem die verlorene *bewußte* Verbindung zu Gott. Lassen wir uns von IHM, dessen Atem alles Leben erhält, wieder *voll* durchatmen. „Komm, Du großer, allmächtiger Geist und nimm Wohnung in mir."

Es gibt verschiedene Techniken der manuellen Darmmassage über die Bauchdecke. Ich gebe hier nur die weiter, die ich meinen Patienten schon seit vielen Jahren mit gutem Erfolg empfehle:

Morgens, noch im Bett oder auf dem Boden liegend, atmen wir tief in den Bauch hinein, daß dieser sich stark wölbt. Wir gehen mit dem ganzen Bewußtsein in den Bauchraum hinein und halten dort den Atem an, umfassen mit beiden Händen das linke Knie und ziehen es an die Brust heran. Dabei wird der Bauch durch den Oberschenkel gepreßt (Bauchpresse).

Dreimal pressen wir kurz hintereinander das linke Knie an die Brust, *ohne* auszuatmen. Beim vierten Mal atmen wir langsam aus. Das rechte Bein bleibt während der ganzen Zeit gestreckt am Boden liegen. Das gleiche wiederholen wir mit dem rechten Bein. Anschließend machen wir etwas Bauchschnellen, einfach ganz locker die Bauchdecke *„schwabbeln"* lassen.

Nach einer kurzen Entspannung reiben wir den ganzen Bauch in Uhrzeiger-Richtung ein mit einem Öl aus Johanniskraut, Ringelblume und Melisse zu gleic hen Teilen. Nun massieren wir mit dem rechten Handballen siebenmal, vom Brustbein beginnend, in der Nabellinie gerade nach unten bis zum Schambein. Anschließend beginnen wir, mit kleinen Kreisen unmittelbar um den Nabel herum in Uhrzeiger-Richtung zu massieren. Die Kreise werden immer größer, bis zum äußersten Bereich des Bauchraumes, vom Nabel aus gesehen. Im mittleren Bereich liegt der Dünndarm, im äußeren der Dickdarm (siehe Bild).

Entscheidend für die Darmmassage ist das Fingerspitzengefühl. Mit dem Druck auf die Bauchdecke und im Rhythmus mal sanft, mal fester erzeugen wir eine Art Pump- und Saugwirkung im Bauchraum, auf deren harmonisches Zusammenspiel es ankommt. Es wäre gut, eine Massage bei einem kundigen Masseur oder Heilpraktiker zu lernen; aber es ist nicht unbedingt nötig. Mit Geduld und Einfühlungsvermögen lernt man es alleine auch gut. Man findet bald seinen eigenen Stil, ohne zuvor Erlerntes wieder abbauen zu müssen. Am Anfang sollte man auf keinen Fall gleich mit Druck massieren, sondern erst nur die Bauchdecke sanft streicheln, abtasten und dabei *nicht* denken, sondern sich ganz in den Bauchraum hineinversetzen. Von innen heraus wird dann der entsprechende Druck verlangt. Jeder einzelne Darmabschnitt und jedes einzelne Organ melden uns ihre Bedürfnisse, zu jeder Tageszeit und an jedem Tag verschieden.

Was man dabei alles erlebt und entdeckt, paßt in kein Buch und steht auch nirgends geschrieben. Obwohl Sie Ihren Bauchraum schon lange Ihr eigen nennen, kennen Sie ihn doch nicht. Kein Anatom hat *Ihren* Bauchraum jemals beschrieben; er ist absolutes Neuland und wohl eine Reise wert; sie kostet nichts und ist unabhängig vom Wetter. Ich wünsche Ihnen eine gesegnete Reise in Ihre leibliche Mitte.

Brust- und Baucheingeweide

(nach Entfernung der vorderen Brust- und Bauchwand)

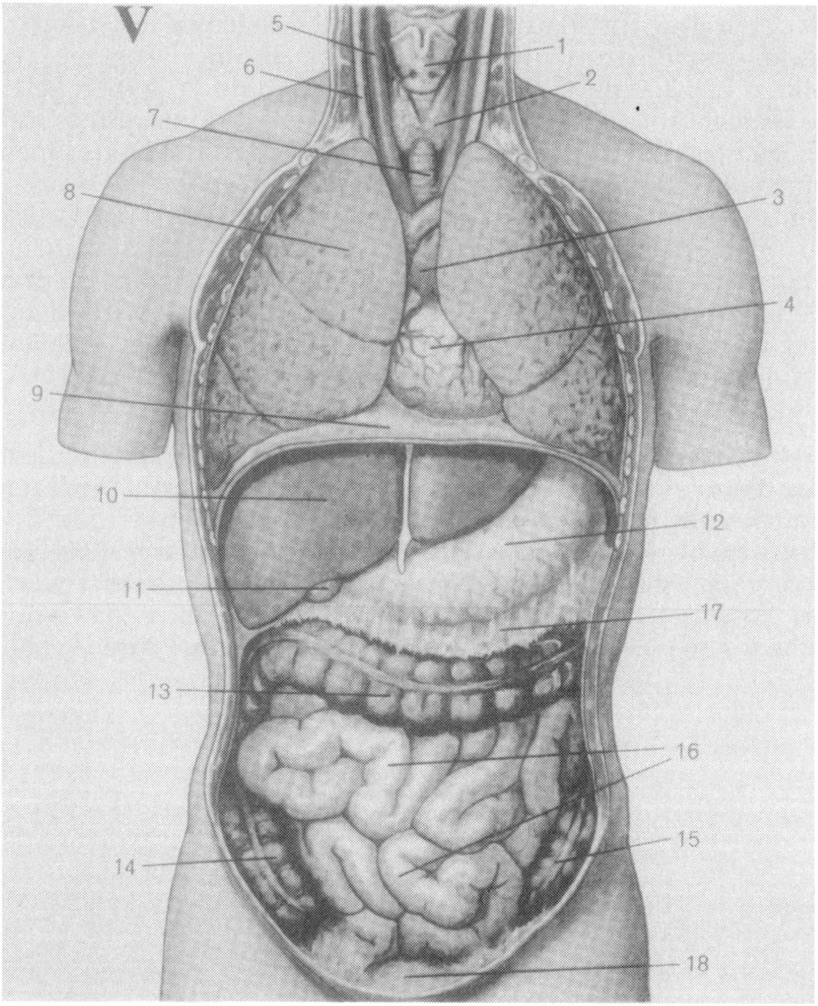

1 Schildknorpel
2 Schilddrüse
3 Große Körperschlagader
4 Herz
5 Kopfschlagader
6 Innere Drosselvene
7 Luftröhre
8 Lunge – rechte
  Lunge – linke
9 Zwerchfell
10 Leber
11 Gallenblase
12 Magen
13 Querlaufender Dickdarm
14 Aufsteigender Dickdarm
15 Absteigender Dickdarm
16 Dünndarm
17 Reste des entfernten großen Netzes
18 Harnblase

Die Obsttage

sollten dem reinen Flüssigkeitsfasten im allgemeinen immer vorausgehen. Mindestens zwei solche Tage sind nötig.

Am besten nimmt man dafür am Baum gereifte, ungespritzte Äpfel. Sie regen die Darmperistaltik und die weiteren motorischen Funktionen des Darmes an; sie wirken regulierend und sanierend im gesamten Darmtrakt. Falls es in der Jahreszeit, in der Sie fasten, keine Äpfel gibt, dann nehmen Sie eben ein anderes, der Jahreszeit entsprechendes Obst, wie z.B. Trauben, Aprikosen und dergleichen. Von Steinobst rate ich im allgemeinen ab. Orangen sind nur in der warmen Jahreszeit dafür geeignet, Bananen auf *keinen* Fall. Alles sollte möglichst aus naturgemäßem Anbau stammen. Trockenfrüchte wie Backpflaumen, Birnen, Äpfel und Feigen können auch dazu gegessen werden.

Sie können beliebig viel essen, aber möglichst nur zu den üblichen Mahlzeiten, dreimal am Tag. Trinken ist nicht notwendig, aber wer Durst hat, kann zwischendurch einige Schluck Wasser trinken.

Diese zwei Obsttage, die auch Entlastungstage genannt werden, sind sehr wichtig, ganz besonders für Erstfastende.

Versuchen Sie, sich Ihren 5,5 bis 6,5 Meter langen Darm mit einer Oberfläche von ca. 150 Quadratmetern vorzustellen. Der Dickdarm mit einer Länge von 1,5 Metern hat Tausende von Darmzotten, Ecken und Winkeln, in denen sich die Verdauungsreste ansammeln und alte, zähe Verkrustungen bilden können. Je mehr solche alten Reste bei Fastenbeginn im Darm sind, um so schwieriger können die ersten Fastentage sein. Getreidereste gären und reizen den Darm; Eiweißreste, besonders die von Fleisch und Eiern, faulen und können Übelkeit, Benommenheit, Kopfschmerzen, ja sogar Schweißausbrüche und Fieber auslösen. Durch das Obst, besonders durch Äpfel, wird der Darm gereinigt und entlastet. Die letzten Speisereste, die den Darm vor dem Fasten verlassen sollen, sollten möglichst von Obst sein.

Die Sauerkraut-Tage

Bei sehr verschlackten Menschen, die viel Fleisch, Wurst, Eier und Käse essen, habe ich die besten Erfahrungen gemacht, wenn sie vor dem Fasten ein paar Sauerkraut-Tage eingelegt haben.

Zwei bis sieben Tage lang morgens, mittags und abends nur rohes Sauerkraut (milchsaures, aus Reformhaus, Naturkostladen oder selbstgemachtes) essen.

Mit ein wenig Basilikum, ganz wenig Frugola, mit Zwiebeln und viel kaltgepreßtem Leinöl (Sonnenblumen-, Distel- oder Nußöl) anmachen. Zur Abwechslung kann man noch einen reifen, süßen Apfel, kleingeschnitten, dazugeben. Die Zwiebeln erst kurz vor dem Essen schneiden und sofort in das Öl tauchen, damit sich die ätherischen Öle nicht verflüchtigen. Dazu darf eine Scheibe leichtes Vollkornbrot, ohne Aufstrich, gegessen werden oder eine gedünstete Kartoffel mit der Schale. Langsam, bedächtig und mit Genuß essen, gut einspeicheln, jeden Bissen 30- bis 40mal kauen, erst schlucken, wenn alles ganz flüssig ist; dann gibt es keine Blähungen.

Dazu im täglichen Wechsel jeweils ca. 1 bis 1 $^{1}/_{2}$ Liter Lebertee und Nierentee *schluckweise*, über den Tag verteilt, trinken (Kapitel „Teefasten"). Trinken Sie am ersten Tag Lebertee, am zweiten Tag Nierentee, am dritten wieder Lebertee usw.

Das rohe Sauerkraut ist seit alters bekannt als der „Besen des Darmes". Es räumt auf mit der Fäulnis im Darm und wirkt, unter anderem, desinfizierend in Magen und Darm.

Man kann an die Sauerkraut-Tage auch einen oder mehrere Obsttage anschließen. Oder umgekehrt, nach den Obsttagen einen oder mehrere Sauerkraut-Tage. Gefühl, Instinkt und Intuition finden immer den richtigen Weg, die richtige Reihenfolge.

Der Reinigungsdurchfall

ist zu Beginn einer Fastenkur zu empfehlen.

Nach den drei einleitenden Sauerkraut- oder Obsttagen am Morgen zwei gehäufte Eßlöffel (ca. 40 g) Glaubersalz (Natriumsulfat) in $^3/_4$ Liter warmem Wasser auflösen und nüchtern zügig trinken; ein bis zwei Gläser Wasser (evtl. mit etwas ungesüßtem Himbeer- oder Zitronensaft) oder Tee nachtrinken. Anschließend die Darmmassage durchführen (siehe entsprechendes Kapitel) und umhergehen.

Falls der Darm darauf krankhaft reagiert, trinken Sie ein bis zwei Tassen Kamillentee und legen Sie sich ins Bett, mit einer feucht-warmen Auflage auf dem Bauch und einer Wärmflasche an den Füßen. Je nach der Reaktionsfähigkeit des Darmes erfolgt bei vielen Menschen schon nach einer halben Stunde ein heftiger Durchfall, bei anderen erst nach einer oder mehreren Stunden.

Es gibt auch Menschen, bei denen der Trunk nicht wirkt. Die sollten es am nächsten Tag noch mal mit einer größeren Menge Glaubersalz versuchen. Wenn Sie damit auch keinen Erfolg haben, dann versuchen Sie es mit F.X. Passagesalz oder mit Karlsbader Salz. Auch jene, die das Glaubersalz nicht vertragen, können gleich eines dieser milden Salze nehmen (siehe dazu das Kapitel „Entgiftung durch Osmose"). Falls die Salze keinen Reinigungsdurchfall bewirken, versuchen Sie es mit einem $^3/_4$ Liter Sauerkrautsaft. Führt dies auch nicht zum Erfolg, probieren Sie es mit Brot-Trunk oder Molke. Sollte dies alles nichts nützen, trinken Sie ein Glas warmes Wasser mit zwei Eßlöffel Schwedentrunk. Machen Sie eine Darmmassage. Wenn Sie zu den seltenen Ausnahmen gehören, bei denen dies alles nicht hilft, dann können Sie Ihren trägen Darm mit einem pflanzlichen Abführmittel zur gründlichen Entleerung reizen, z. B. durch Sennesblättertee, Agiolax oder Liquidepur; falls es Ihnen lieber ist, auch ein bis zwei Eßlöffel Rhizinusöl. Dies führt sicherlich zur erwünschten Reaktion. Diese pflanzlichen Abführmittel sollten nur einmal verwendet werden; auf keinen Fall während des Fastens.

Nach und zwischen den Entleerungen sollte man zwei bis drei Gläser warmes Mineralwasser trinken. Falls sich der Darm nach mehreren gußartigen Entleerungen nicht wieder beruhigt und sich Krämpfe einstellen, sollte man Pfefferminz- und Kamillentee trinken und sich, wie oben beschrieben, ins Bett legen (feucht-heiße Kompresse auf den Bauch, Wärmflasche an die Füße). Ich höre oft, daß manche das Fasten mit einem Einlauf anstatt mit Glaubersalztrinken beginnen. Der Einlauf reinigt aber nur einen kleinen Teil des Darmes, er hat nicht die osmotische Wirkung des Glaubersalzes und kann es nicht ersetzen.

Nach einer durch Glaubersalz bewirkten Entleerung fühlt man sich viel befreiter und wohler als nach einer durch Einlauf. Besonders bei Grippe, Gicht- oder Migräne-Anfällen, starken Rheumaschmerzen spürt man die erleichternde Wirkung des Glaubersalz-Durchfalles sofort.

Ein Glaubersalz-Durchfall ist der beste Start zum Fasten.

Falls jedoch eine grundsätzliche, unüberwindbare Abneigung gegen all die beschriebenen Mittel besteht, beginnen Sie eben das Fasten mit einem Reinigungseinlauf.

Das Fasten

fängt mit dem Reinigungsdurchfall an, und von da an wird nur noch Flüssiges *gegessen*. Ja, Sie haben richtig gelesen, wir *essen* das Wasser, den Kräutertee, die Säfte, das Getreidewasser, das Bier; und alles, was wir in dieser schönen Fastenzeit an Flüssigkeit zu uns nehmen, wird *gegessen*. Das heißt, wir kauen jeden Schluck, speicheln ihn gut ein, lassen ihn auf der Zunge, schmecken ihn genießerisch wie ein Weinkoster. Wir kosten jeden kostbaren Schluck. Am besten schließen wir dabei die Augen und nehmen einmal ganz bewußt die köstliche Gabe wahr, die dann auf unserer Zunge ist.

Wasser-Fasten

Aqua, agua, apa, pana, eau, Voda, Vatten, Wato, vann, vand, vandu, watar, water, Wasser – ein Urwort, es fehlt in keiner Sprache dieser Erde und bedeutet zu allen Zeiten Leben, denn ohne Wasser – kein Leben.

Haben Sie dieses Wasser, dieses Leben schon einmal richtig gekostet? Die meisten behaupten, das Wasser, das Leben habe keinerlei Geschmack, dieses kostbare Element würde nach nichts schmecken.

Sie haben jetzt Zeit, sieben Tage, vierzehn Tage, drei oder vier Wochen, um herauszufinden, ob Wasser einen Geschmack hat.

Schlürfen Sie, saugen Sie genußvoll das Wasser in sich hinein. Dadurch schmecken Sie es besser. Außerdem entsteht ein Unterdruck in der Mundhöhle, der anregend auf alle Drüsen wirkt.

Schmecken Sie, testen Sie, vergleichen Sie das Wasser aus Ihrer Leitung zu Hause mit dem Wasser aus der Leitung eines anderen Ortes. Vergleichen Sie es mit dem Wasser eines Gebirgsbaches, mit dem Wassser einer Quelle im Wald. Vergleichen Sie bekannte gute Wasser untereinander wie Fachinger, Hirschquelle, Volvic, Elisabethenquelle, Adelholzener, Bad Windsheimer und viele mehr.

Das in Flaschen abgefüllte Wasser ist in vier Hauptgruppen eingeteilt mit folgenden amtlichen Bezeichnungen: „Natürliches Mineralwasser", „Quellwasser", „Tafelwasser" und „Heilwasser". All diese Wasser sind empfehlenswert. Man sollte nur wissen, unter welchen Umständen welches Wasser das richtige für jeden einzelnen ist. Dies kann sehr unterschiedlich sein. Am besten selbst testen, Instinkt und Intuition walten lassen, auf den inneren Arzt hören, Ihre Zellen fragen, dann finden Sie zu jeder Zeit das richtige. Sollten Sie doch Hilfe brauchen, dann lesen Sie die Broschüre „Mineralwasser – Gesundheit aus der Flasche" (siehe Bücherempfehlungen).

Stark kohlensäurehaltiges Wasser sowie mit Chlor- oder Fluorzusätzen sollte man meiden; es schadet dem Organismus auf vielerlei Weise.

Bei Bedarf können Sie das Wasser zwischendurch mit „Basica" (ein gutausgewogenes Mineralstoff- und Spurenelemente-Granulat) anreichern. Besonders bei längeren Fastenkuren sind Basica-Gaben empfehlenswert.

Ich mische dem Wasser oft frisch gepreßten Zitronensaft bei, manchmal auch frisch gepreßten Orangensaft. Wenn gerade der Holunder blüht, dann setzen Sie über Nacht oder tagsüber an der Sonne Holunderblüten mit Wasser an. Vor dem Trinken bzw. „Essen" können Sie noch etwas frisch gepreßte Zitrone dazugeben. Mit oder ohne Zitrone, das Holler-Blütenwasser schmeckt köstlich!

„Essen" Sie also jeden Tag Wasser, wann Sie wollen und soviel Sie wollen, lieber mehr als zu wenig, denn der Organismus braucht nun viel Wasser, um die anfallenden Giftstoffe und Schlacken hinauszuspülen.

Das einfachste, aber auch das strengste Fasten ist das reine Wasser-Fasten. Wir könnten es auch als Wasseraustausch bezeichnen, da wir ja, körperlich gesehen, zu zwei Drittel aus Wasser bestehen. Wasser ist ein reines, ungemischtes, gewaltiges Urelement, deshalb ist reines Wasser-Fasten die höchste Form des Fastens.

Hierbei ist der Organismus ganz auf sich selbst gestellt, ohne die Ausscheidungs- und Regulierungsanregungen der diversen Kräuter, obwohl das Wasser, je nach Quelle und Brunnen, auch große Energien im Körper freisetzt. Das Wasser sollte rein sein. Das Wasser aus Flasche, Brunnen und Leitung sollte jeweils vor dem Trinken mit Od, d. h. mit Sauerstoff, angereichert werden, indem man es siebenmal von einem Glas ins andere gießt, möglichst aus großer Höhe, wie ein Wasserfall an frischer Luft. Ideal sind Wanderungen in Gebirgsquell- oder Wasserfallgebieten. Da kann man noch quicklebendiges Wasser genießen. Wenn möglich, sollte man das tägliche Wasser in Glas- oder irdenen Krügen unter freien Himmel stellen. Ein Bergkristall im Wasser bereichert es. Ich halte meine Hände über das Wasser, danke Gott und bitte um Seinen Segen für dieses kostbare Lebenselixier. Dank sage ich auch allen Wassergeistern (Wesen) für ihre Dienste.

Man soll täglich mindestens 1 $^1/_2$ Liter trinken, nach oben gibt es keine Grenze. Zum reinen Wasser-Fasten sollte man besonders viel Ruhe haben. Die Grenze liegt bei sieben Tagen; danach wird man sehr schwach. Auch hier gibt es Ausnahmen. Ich kenne einige, die schon öfters ohne Probleme zwei bis drei Wochen nur mit Wasser gefastet haben. Einen extremen reinen Wasser-Faster habe ich in Südamerika erlebt mit einer Fastenzeit von 60 Tagen, einen in Indien mit einer Dauer von 73 Tagen.

Tee-Fasten

ist am besten im Frühjahr mit frisch gesammelten Kräutern.

Wer dazu die Möglichkeit hat, kann folgende blutreinigende Mischung machen: Brennessel, Birkenblätter, Tannen- oder Fichtenspitzen, Zinnkraut, Schafgarbe, Löwenzahn, Wegerich, Minze, Zitronenmelisse, Himbeer- und Walderdbeerblätter.

Das sind die gängigsten Kräuter, die man, Gott sei Dank, noch überall findet. Die lebende Pflanze ist in hohem Maße mit Sonnenlicht und Heilkraft angereichert. Die beste Form, diesen Gottessegen aufzunehmen, ist, die Pflanze oder ihre Teile in tiefer Dankbarkeit und Demut zu ernten und so zu essen, wie sie ist. Dies sollten Sie nach dem Fasten beherzigen, denn während des Fastens dürfen wir ja nur Flüssigkeit zu uns nehmen. Diese Erkenntnis aber sollte uns schon bei der Teezubereitung helfen, damit möglichst viele von diesen wertvollen Stoffen und Heilkräften bei der Teezubereitung erhalten bleiben.

Die beste Kräutersammelzeit ist vormittags; wenn es nicht anders geht, kann man auch am späten Nachmittag sammeln, aber vor Sonnenuntergang. Sie können die Kräuter einfach mit kochendem Wasser überbrühen und ca. 15 Minuten ziehen lassen, bis der Tee leuchtend grün ist. Besser aber wäre es, sie über Nacht in einem Tonkrug mit gutem Wasser unter freiem Himmel ziehen zu lassen. Morgens gießt man einen Teil davon – ohne die Kräuter – in ein anderes Gefäß. Der Teil mit den Kräutern wird langsam bis auf 49°C erwärmt. Dann wird nochmals ein Teil abgegossen, und der Rest mit den Kräutern wird weiter erhitzt bis zum Kochen. Nach kurzem Aufkochen wird auch dieser Rest abgeseiht, und sobald er auf ca. 49°C abgekühlt ist, kann man alle drei Teile zusammmenschütten. Am besten in Thermoskannen füllen und ca. 1 $^1/_2$ bis 2 Liter schluckweise, über den Tag verteilt, trinken. Das Mischungsverhältnis, d. h. den Anteil der einzelnen Kräuter, können Sie nach Ihrem Geschmack variieren. Nach einigen Tagen haben Sie bestimmt die wohlschmeckendste Zusammensetzung herausgefunden.

Am Morgen sollten Sie als erstes eine Tasse Salbeitee trinken. Die Salbeiblätter nur drei Minuten kochen lassen und sofort abseihen. Das ist bei der Zubereitung von Salbeitee wichtig, sonst wird der Tee sehr bitter.

Besteht keine Möglichkeit, Kräuter zu sammeln, kaufen Sie sie getrocknet. Falls Sie nicht selbst die Kräutermischungen machen möchten, greifen Sie zu dem großen Angebot an guten Heilkräutermischungen. Der Blutreinigungstee darf beim Fasten keine Sennesblätter enthalten. Kaufen Sie keine Filterbeutel-Tees!

Am ersten Tag trinken Sie Nierentee, am zweiten Leber-Galle-Tee, am dritten Tag Blutreinigungstee. Dann beginnen Sie wieder von vorne. Es empfiehlt sich, außerdem abends mindestens eine Tasse Nerventee zu trinken.

Falls Sie die Tees selbst mischen wollen, gebe ich Ihnen einige Empfehlungen aus meiner Praxis, wobei ich auch diesmal keine Mischungsangaben machen möchte, um Sie zu eigenen Erfahrungen mit Kräutern anzuregen. Am besten ist es, Sie kaufen sich ein gutes Heilkräuterbuch.

Nierentee

Brennessel, Birkenblätter, Bärentraubenblätter, Zinnkraut, Wacholderbeeren, Goldrute, Schafgarbe, Rosmarinblätter;

Leber-Galle-Tee

Schöllkraut, Labkraut, Löwenzahnblätter, Ringelblume, Odermennig, Hopfenblüten, Kamille, Malve, Mariendistelwurzel, Weißdornbeeren, Pfefferminze, Gänsefingerkraut, Tausendgüldenkraut;

Blutreinigungstee

Brennessel, Thymian, Birkenblätter, Weißdornbeeren, Wacholderbeeren, Süßholzwurzel, Klettenwurzel, Engelwurz, Löwenzahnwurzel, Anis, Fenchel, Schafgarbenblüten, Zinnkraut, Salbei;

Nerventee

Johanniskraut, Hopfenblüten, Melisse, Rosmarin, Hafer, Lavendelblüten, Weißdornblüten, Weißdornbeeren und -blätter.

Die Tees sollten Sie nicht so stark zubereiten wie üblich, da der Organismus beim Fasten auf alle Stoffe viel sensibler reagiert. Ein halber Teelöffel Trockenkräuter pro Tasse genügt, überbrühen und ca. 10 Minuten ziehen lassen. Wurzeln sollte man entweder kurz aufkochen oder über Nacht kalt ansetzen, um ihre volle Wirkung zu nutzen. Bei Bedarf kann man in den Tee den Saft einer frisch gepreßten Zitrone geben.

Auch der sogenannte „Yogi-Tee" (bekommt man unter dieser Bezeichnung in jedem Teegeschäft oder Naturkostladen) mit etwas Honig ist ein feiner, würziger Fastentee.

Saft-Fasten

Diese Art zu fasten ist die mildeste; der Körper wird dabei mit hochwertigen Enzymen, Nährstoffen, Vitaminen, Spurenelementen und Mineralien versorgt. Damit kann er leicht und gut 42 Tage wirtschaften und sich dabei reinigen. Viele Menschen mußten und müssen leider auch heute noch, in Not oder Gefangenschaft, mit weniger auskommen, und das über längere Zeit, dabei oft noch hart arbeiten, und dies keineswegs mit Freude am Entgiften.

Gemüse-, Obst-, Wildfrüchte- und Wildkräuter-Säfte stehen in großer Auswahl zur Verfügung.

Da die meisten Menschen heute übersäuert sind, bevorzuge ich im allgemeinen Gemüsesäfte; diese wirken der Übersäuerung entgegen.

Gemüse-Säfte

Aus meiner Erfahrung empfehle ich folgende Gemüse als Saft: rote Bete, auch Randen oder Rannen genannt, Möhren (gelbe Rüben), Pastinaken, Sauerkraut, Sellerie, Weißkohl, Kartoffeln, Schwarzwurzeln und Schwarzrettich. Wer Verlangen danach hat, kann auch etwas Gurken- oder Tomatensaft trinken.

Das Gemüse sollte möglichst naturrein sein, also aus biologischem Anbau. Am wertvollsten sind die Säfte, wenn sie täglich frisch hergestellt werden. Am besten, einfachsten und schnellsten mit einem Zentrifugen-Entsafter (von den Firmen Braun oder Moulinex, in jedem Elektrogeschäft erhältlich); dieser Entsafter hat ein feines Haarsieb, so daß ein Abseihen nicht mehr nötig ist; denn der Saft darf keinerlei feste Bestandteile mehr haben. Solche Rohsäfte sind unübertrefflich. Sie können, je nach Bedarf und Verlangen, jeden Tag einen anderen trinken oder auch eine Mischung (maximal vier Sorten, z. B. rote Bete, gelbe Rüben, Sellerie und Apfel) machen, oder morgens, mittags, abends jeweils einen anderen „essen". Je nach Bedarf oder Krankheit können Sie den Gemüsesaft auch mit Gewürzkräuter-Saft oder Wildkräuter-Saft würzen. In die Gemüsesäfte sollte ein bißchen kaltgepreßtes Pflanzenöl (Sonnenblumen-, Distel- oder Nußöl) eingerührt werden; besonders wichtig ist dies bei Möhren zur besseren Verwertung des Carotins.

Falls Sie keine Möglichkeit haben, die Säfte selbst zu machen, lassen Sie sich im Reformhaus oder Naturkostladen beraten; dort gibt es gute Säfte von verschiedenen Herstellern; achten Sie aber darauf, daß die Gemüsesäfte frei sind von Salz und Konservierungsstoffen. Kaufen Sie möglichst nur Säfte einzelner Gemüsesorten; falls Sie Saftmischungen nehmen, dann sollten nur drei bis höchstens sieben Gemüsesorten gemischt sein.

Obst- und Wildfrucht-Säfte

sollten wegen der hohen Konzentration von Fruchtsäure weniger „gegessen" werden, dies gilt besonders bei Übersäuerung.

Apfel-, Birnen-, Trauben- und Orangensaft können pur – unverdünnt – genommen werden.

Aprikosen-, Quitten-, Himbeer-, Brombeer-, Heidelbeer-, Ebereschen-, Schlehen-, Johannisbeer-, Kirsch- und Pflaumen-Saft sollten mit drei Teilen Wasser verdünnt werden.

Bei Holunder-, Berberitzen-, Sanddorn- und Preiselbeer-Saft sollten Sie nur ein bis zwei Eßlöffel auf ein Glas Wasser geben.

Folgende Mischung, schluckweise über den Tag verteilt getrunken, bezeichnet meine Frau als ihr „Fasten-Spezi“: ein Glas Pflaumensaft auf $^1/_2$ Liter Wasser, dazu zwei Eßlöffel „Basica“. Dies bekommt ihr besonders gut.

Kaufen Sie nur naturreine Säfte. Achten Sie unbedingt darauf, daß keinerlei Zusätze von Zucker und Konservierungsstoffen darin enthalten sind. Beim „Saft-Essen“ gilt die gleiche Anleitung wie beim „Wasser-Essen“; schließen Sie die Augen und genießen Sie die feinen Aromen dieser edlen göttlichen Gaben.

Brühen

Gemüsebrühe als Zwischeneinlage, wenn das Bedürfnis nach etwas Warmem und Kräftigem vorhanden ist – einmal am Tag: morgens, mittags oder abends. Nachfolgend einige Anregungen, die aber nach eigenem Ermessen variiert werden können:

Kartoffelbrühe

1 l Wasser, 250 g ungeschälte Kartoffeln, 2-3 Möhren, $^1/_2$ Stange Lauch, etwas Petersilienwurzel, $^1/_4$ Knolle Sellerie, $^1/_2$ Teel. Kümmel, Majoran, Liebstöckel, das Gemüse waschen, zerkleinern, 10-20 Minuten kochen, abseihen;

Karottenbrühe

1 l Wasser, 250 g Möhren, $^1/_2$ Stange Lauch, Petersilienwurzel und Petersilienkraut, Selleriewurzel und Sellerieblätter, Dill, Zubereitung wie oben;

Tomatenbrühe

1 l Wasser, 500 g Tomaten, eine Knoblauchzehe, Lauch oder Zwiebel, Sellerie und Möhre, Oregano oder Majoran, Liebstöckel, Paprika, Zubereitung wie oben;

Gemüse-Kleie-Brühe

Fenchelknollen und Möhren zu gleichen Teilen, fein geschnitten oder besser noch grob geraffelt, in 1 1/2 l Wasser aufkochen, dazu eine Handvoll Kleie geben, die Brühe ca. 20 Minuten köcheln lassen; anschließend wird das ganze durch ein feines Sieb passiert. Eine weitere Variante ist der von mir häufig verordnete

Basentrunk gegen Übersäuerung

Jeden Abend frisch zubereiten: drei große Kartoffeln, eine große Zwiebel, ein Stück Sellerie und eine rote Bete im Wechsel mit einer Möhre; alles ganz klein schneiden. Sie können (müssen aber nicht) mit Koriander, Bohnenkraut, Majoran, Kümmel würzen, auch Knoblauch paßt dazu. Wasser zum Gemüse geben und ca. 20 Minuten lang langsam auskochen, damit die Mineralien (Basen) aus den Pflanzenzellen in das Wasser übergehen, über Nacht ziehen lassen, morgens aufwärmen, abseihen, dabei etwas auspressen, damit der ganze Saft herausläuft.

In jede Gemüsebrühe können Sie nach dem Kochen etwas Pflanzenöl einrühren; ganz besonders würzig schmeckt dazu das Kürbiskernöl. Falls Sie etwas Pfiff lieben, streuen Sie noch eine Prise Cayennepfeffer darüber. („Da läuft mir beim Schreiben schon das Wasser im Mund zusammen!")

Wenn Sie dazu keine Zeit haben, dann rühren Sie, nach Bedarf, ein bis drei Teelöffel „Basica" in ein Glas Wasser ein und trinken es schluckweise.

Gersten-Brühe

auch Barley-Water genannt, ein altes englisches Getränk:

100 g biologische Gerste in zwei Liter Wasser 1 $^{1}/_{2}$ Stunden langsam kochen, Zitronenschale in die Brühe reiben und nur noch die letzten 10 Minuten mitkochen, abseihen, den Saft einer frisch gepreßten Zitrone dazu geben. Am Schluß können Sie noch mit einem Teelöffel Honig oder einem Eßlöffel Ahornsirup oder Birnendicksaft süßen. Außerhalb des Fastens können Sie mehr süßen. Eine weitere Möglichkeit wäre, die Gerste auch mit zwei Feigen und etwas Ingwer zu kochen (beides in der letzten halben Stunde dazugeben). Schmeckt besonders gut. Vielleicht schmeckt Ihnen das Barley-Water aus Old England auch als kühler Erfrischungstrunk im Sommer.

Haferschleim

ist neben der Kartoffelbrühe besonders gut für Magen-Darm-Empfindliche oder -Kranke:

Drei Eßlöffel Haferflocken in $^{1}/_{2}$ Liter Wasser 5 Minuten kochen, durchseihen, in eine Thermosflasche füllen und schluckweise trinken. Sie können mit Liebstöckel, Bohnenkraut, Koriander, Kümmel und Dill (einzeln oder gemischt) würzen.

Stärkungstrunk

besonders gut für den Kreislauf:

ein Glas gutes Mineralwasser, dazu eine große, frisch gepreßte Zitrone, ein Eßlöffel Ahornsirup oder Birnendicksaft oder ein Teelöffel Honig und eine Prise Cayennepfeffer – gut rühren – ein Muntermacher.

Das „Fasten-Menü"

Das reine Wasserfasten ist, wie gesagt, für ganz wenige geeignet; dazu muß man schon sehr stark von Gottes Geist durchdrungen und getragen sein und vor allem deutlich spüren, daß dieses strenge Fasten auch Gottes Wille ist. Für die meisten sind ein bis drei reine Wassertage schon genug. Bei jeder anderen Fastenkur können Sie einen bis mehrere reine Wassertage einlegen. Wer schon durch mehrmaliges Fasten und gesunde Ernährung entschlackt ist, kann dazwischen auch einen Dursttag einlegen; die Niere ist froh, wenn sie an einem Tag mal weniger zu arbeiten hat.

Ein reines Kräutertee-Fasten erscheint den meisten milder als das reine Wasser-Fasten; das ist aber nicht der Fall. Die Kräuter regen den Organismus zu vermehrter Entschlackung und Entgiftung an; sie beschleunigen also den Reinigungsprozeß. Dadurch ist der gesamte Organismus ständig überschwemmt von aus ihren Depots herausgelösten Schlacken und Giftstoffen. Dies kann rasch zu einer totalen Übersäuerung führen.

Es wäre natürlich falsch, aus diesem Grunde keine Kräutertees zu trinken, denn gerade bei stark vergifteten Menschen und bei Kranken ist eine möglichst rasche Befreiung von den belastenden Giften wichtig; außerdem kann ein fastender Organismus die segensreiche Heilkraft der Kräuter viel besser zu seinem Wohl nutzen als ein anderer. Kräutertees sind also besonders für das Heilfasten geeignet, nur, sie sollten schwach zubereitet werden; bei Trockenkräutern genügen im allgemeinen auf einen Liter Wasser zwei Teelöffel statt, wie sonst üblich, vier.

Den Übersäuerungsreaktionen des Organismus begegnen wir mit stark basenreichen Gemüsesäften und Gemüsebrühen (Pufferung). Diese stärken uns auch und geben uns Mut zum Weiterfasten. Falls dies nicht genügt, nehmen Sie zwei bis drei gehäufte Teelöffel „Basica" in einem Liter Wasser, schluckweise über den Tag verteilt trinken.

Beispiel für ein Fasten-Menü:

Tagesmenü für den 1. bis 3. Tag

1 – 1 $^{1}/_{2}$ Liter Heilkräutertee,
1 Liter Mineralwasser,

beides im Wechsel schluckweise, über den Tag verteilt, „essen“, dazu Gemüse-Apfel-Saft: rote Bete, Karotten, Sellerie, Äpfel und, falls vorhanden, noch eine Pastinake (meine Lieblingsmischung), davon am Morgen ein Glas und mittags ein bis zwei Gläser trinken bzw. „essen“.

Tagesmenü für den 3. bis 7. Tag

Zum vorigen Menü zusätzlich nachmittags ein Glas Obstsaft; ich bevorzuge immer den roten Traubensaft; in diesem kostbaren Trunk ist viel Kraft und Leben (siehe Nährwert-Tabelle, Kapitel „Obstfasten“). Auch Himbeersaft ist besonders reich an Spurenelementen und Mineralien, aber auch die anderen, unter „Säfte“ aufgeführten Obstsorten und Wildfrüchte.

In der Regel genügt dieses Menü, um drei bis sieben Tage zu fasten, dazu bei Bedarf hin und wieder einen Stärkungstrunk.

7. bis 14. Fastentag

Sie können jetzt die Menge des Kräutertees verringern oder diese ganz weglassen, dafür mehr Gemüse- und Obstsaft trinken („essen“), je nach Verlangen auch häufiger Gemüsebrühe, im allgemeinen eine etwas „kräftigere Speise“ zu sich nehmen, zwischendurch auch eine Gerstenbrühe.

14. bis 21. Fastentag

Jetzt Kräutertee auf alle Fälle reduzieren. Sie können die Tees ganz weglassen und statt dessen mehr Wasser, Säfte und Gemüsebrühen „essen“, wenn nicht eine bestimmte Krankheit die Einnahme der Heilkräutertees erfordert. Wenn Ihre Nerven schon etwas freiliegen und der Nerventee Ihre Nervosität nicht genug mindert, dann probieren Sie es doch mit einem guten Öko-Bier (warm); das hat schon vielen über solche leichten Krisen hinweggeholfen. Auch fabrikzuckerfreies Nährbier, z. B. Hacker-Nährbier (auf keinen Fall Karamalz oder Vitamalz, denn diese enthalten Zucker), wäre hier noch zu empfehlen. Beide Sorten sind außerdem sehr nahrhaft, besonders das Nährbier, wie schon der Name sagt. Nebenbei bemerkt, es dürfte auch Ihnen bekannt sein, daß so mancher Zeitgenosse fast von Bier allein lebt.

Bei Bedarf: „Basica", Gerstenbrühe, flüssige Stärkungs- und Aufbaukuren (Dr. Niedermaier, Bio-Energetic).

Ab dem 21. Tag – ?

ist es genug. Wer weiter fasten will, braucht entweder eigene Fastenerfahrungen oder einen erfahrenen Fastenleiter, Arzt oder Heilpraktiker.

Dieses Beispiel für ein „Fasten-Menü" soll nur eine Anregung sein. Mit der Zeit findet jeder selbst heraus, was für ihn das beste ist. Meine Frau und ich z. B. trinken beim Fasten schon lange keine Kräutertees und Gemüsebrühen mehr. Wir haben beim Fasten kein Verlangen mehr nach etwas Gekochtem. Wir fasten in der Regel mit Wasser und frischem Saft von rote-Bete, Karotte, Pastinake und Apfel; ab dem vierten bis fünften Tag, nachmittags oder abends, ein bis zwei Gläser Traubensaft. Beim letzten Fasten haben wir nur mit Wasser und Orangensaft die bisher besten Erfahrungen gemacht.

Das Tischgebet

Gerade beim Fasten sollten Sie es vor dem Essen nicht vergessen. Bedenken Sie einmal den Entstehungsweg der reichen Gaben auf Ihrem Fastentisch.

Wie oft staunen wir über Kunstwerke und über technische Werke, die uns das Leben erleichtern und angenehm machen. Wir bewundern ihre Schöpfer und danken ihnen. Wie ist es aber, wenn wir einen Apfel, eine Traube, eine gelbe Rübe oder eine rote Bete essen? Haben Sie schon einmal darauf geachtet, welch ein Wunderwerk Sie da zwischen Ihren Zähnen zermalmen oder in Ihrer Küchenmaschine zerkleinern? Oder wie ist es, wenn Sie einen Schluck Wasser trinken? Denken Sie bei alledem an den Schöpfer dieser Wunderwerke?

Danken Sie Ihm?

Bewundern Sie Ihn?

Denken Sie einmal in Ruhe darüber nach, ob Er nicht auch eine Vielzahl von unsichtbaren Helfern hat, die in Seinem Auftrag und nach Seiner Anleitung diese Vielzahl göttlicher Werke „herstellen".

Haben Sie nicht auch Gartenzwerge in Ihrem Garten?

Haben Sie Ihren Kindern nicht viele Geschichten und Märchen erzählt von Engeln, Feen, kleinen Wurzelmännchen und vielen anderen unsichtbaren Wesen? Und Sie – glauben Sie daran?

Ja, all diese unsichtbaren Helfer Gottes wie Engel, Feen, Zwerge, Naturgeister groß und klein gibt es, und sie freuen sich alle, wenn wir ihrer gedenken und ihnen danken.

Danken Sie also Gott, dem Schöpfer, und all Seinen vielen Helfern. Wenn der Dank von Herzen kommt, schmeckt alles hundertmal besser. Vor dem Essen sollten wir uns sammeln und zur inneren Ruhe finden. Eine brennende Kerze am Tisch verhilft uns zur feierlichen Stimmung, die jedem gemeinsamen Mahl innewohnen sollte. Dann danken wir dem Schöpfer in Liebe und Ehrfurcht mit einem Gebet. Hierzu Anregungen:

O Herr, zu Dir wenden wir uns.
Von Dir empfangen wir diese Gaben.
Vor Dir verneigen wir uns in Dankbarkeit.
Alles, was wir brauchen, hast Du hineingelegt.
Gib uns die Fähigkeit, das Licht, die Liebe und die Kraft aufzunehmen, um sie in *Deinem Willen* als geistige Speise all jenen zu reichen, die ihrer bedürfen.
Amen.

Laß, o Gott, uns nie vergessen,
was wir trinken, was wir essen;
kommt im Ursprung her von Dir,
lieber Gott, wir danken Dir.

Komm, Herr Jesus Christ, und sei unser Gast
und segne, was Du uns bescheret hast. Amen.

Der Reinigungseinlauf

gehört zu den wichtigsten Hilfeleistungen für den sich reinigenden Organismus. Er sollte jeden zweiten Tag morgens durchgeführt werden.

Ein Klistierbehälter (aus der Apotheke) wird mit körperwarmem Wasser, zwischen einem halben bis zu einem Liter, gefüllt, dazu einige Prisen Glaubersalz, um eine annähernde Isotonie mit den Körpersäften zu erreichen, damit das Wasser nicht von den Darmwänden aufgesaugt wird.

Lassen Sie zuerst die Luft aus dem Schlauch heraus, dann hängen Sie den Klistierbehälter im Bad an einen Wandhaken oder Fenstergriff. Fetten Sie den After mit Salbe ein. Dann knien Sie demütig nieder: Stirn auf den Boden, Gesäß in die Höhe, führen das Endstück des Schlauches in den After, öffnen das Hähnchen oder die Klemme und lassen das Wasser in den Darm fließen. Sollte der Druck anfangs zu groß werden, dann massieren Sie den Bauch etwas oder unterbrechen die Wasserzufuhr kurzfristig. Nach Beendigung des Einlaufs gehen Sie auf und ab, dabei etwas Bauchschnellen. Nach zwei bis vier Minuten sollte die Darmentleerung erfolgen.

Bei längerem Fasten und häufigeren Einläufen geben Sie dem Klistierwasser neben dem Glaubersalz noch ein bis zwei Eßlöffel Olivenöl hinzu, damit der Darm nicht zu sehr austrocknet.

Nach drei bis fünf Tagen ohne feste Nahrungszufuhr geschieht die osmotische Umschaltung. Nun wird es von Tag zu Tag lebendiger in den Darmschleimhäuten. Die Entgiftung des Organismus über den Darm beginnt. Die Gifte und Schlacken sickern erst langsam aus den Schleimhäuten. Alte verkrustete Kotreste werden aus den Falten und Ausbuchtungen der Darmwände gelöst und somit die Darmwände gereinigt. Dann setzt ein Strom von Schlacken und Giften aus dem Körper ein.

Diese Gifte und Schlacken sammeln sich im unteren Dickdarm an. Ohne Einlauf würde es einige Tage dauern, bis ein Entleerungsreiz erfolgte. In der Zwischenzeit aber gäbe es eine Rückvergiftung des Organismus über die Darmschleimhaut, die in diesem letzten Dickdarmteil besonders aufnahmefähig ist. Durch diese Rückvergiftung kann es zu Kopfschmerzen, Übelkeit und Schweißausbrüchen kommen.

Bei einer starken Entgiftung kann man den Einlauf auch täglich machen.

Wer aus irgendwelchen Gründen keinen Einlauf machen kann, sollte täglich oder jeden zweiten Tag morgens einen Eßlöffel Glaubersalz oder zwei Eßlöffel F.X. Passagesalz in einem Glas warmem Wasser zu sich nehmen.

Ich habe schon oft Fastenkuren ohne Einlauf gemacht. Statt dessen erzeuge ich jeden Morgen einen Reinigungsdurchfall mit 10 g (zwei Briefchen) Karlsbader Salz (das echte) auf einen $^{3}/_{4}$ Liter bis einen Liter warmes Wasser. Das funktioniert bei mir wunderbar, und ich fühle mich sehr wohl dabei. Bei meiner Frau hat das gleiche Salz noch nie einen Durchfall erzeugt. So verschieden sind wir Menschen eben; jeder reagiert anders. Deshalb wird es niemals ein System oder ein Schema geben, das für alle Menschen gleichwertig oder gleich gültig ist. Wenn schon der Darm auf ein harmloses Quellsalz unterschiedlich reagiert, wie mag dann erst der ganze Mensch, in seiner komplexen Vielschichtigkeit mit unterschiedlichen bis total gegensätzlichen Lebenserfahrungen, auf alles, was ihm begegnet, reagieren?

Deshalb müssen wir uns üben im Verständnis für unsere Mitmenschen, auch wenn sie mit ihrer Meinung und ihrem Handeln in Opposition zu uns stehen. Durch Fasten und Gebet werden wir einfühlsamer für unsere Umwelt. Verlassen wir einfach einmal unseren Standpunkt und gehen eine Strecke mit dem anderen, um seinen Weg kennenzulernen. Diesen Rat gibt uns auch Jesus in der Bergpredigt: „Wenn einer euch nötigt, *eine* Meile mit ihm zu gehen, so geht *zwei* Meilen mit ihm."

Wer dies nicht kann, aus Angst, seine Meinung oder sein Glaube könnten durch den anderen negativ beeinflußt werden, der hat es am nötigsten, einem anderen wirklich zuzuhören und den eigenen Standpunkt gründlich zu überprüfen.

Gesundheit ist Freiheit
von Giften und Giftschäden.
H. H. Reckeweg, Arzt und Forscher

Entgiftung durch Osmose

Neben der geistigen Freiheit, die zu einer völlig unterschiedlichen Entwicklung führen kann, gibt es auch Naturgesetze, die *um* und *in* uns stets gleich wirken. Dazu gehört auch das physikalische Gesetz der Osmose, dessen Definition lautet: Ausgleich zwischen zwei verschieden stark konzentrierten Lösungen, die durch eine sogenannte semipermeable Membran (das ist ein Gewebe, das zwar Wasser, aber keine Salze durchläßt) getrennt sind. Genau das geschieht in unserem Darm, wenn wir eine konzentrierte Salzlösung trinken (Glaubersalz, Karlsbader Salz, F.X. Passagesalz und andere). Der Darm ist hier die semipermeable (halbdurchlässige) Membran, die Schranke, die die hohe Salzkonzentration nicht in den Organismus hineinläßt, weil das viele Salz schädlich wäre. Andererseits ist der Organismus durch das Gesetz der Osmose gezwungen, hier einen Ausgleich zu schaffen, und leitet nun Flüssigkeit aus dem *gesamten* Organismus in den Darm.

Da der Organismus aber für diesen Zweck nicht die Flüssigkeiten hergibt, die er selbst zum Funktionieren braucht, schickt er alles Überflüssige und Störende zum Ausgleich der Salzkonzentration in den Darm.

Nun wandern alle derzeit flüssigen Gifte und Schlacken aus „allen Winkeln" unseres Organismus in den Darm. Diesen Vorgang nennt man in der Naturkeilkunde von alters her: Ableitung in den Darm.

Diese Ableitung der Gifte in den Darm durch das Trinken einer hochkonzentrierten Salzlösung geschieht unabhängig davon, ob es zu einem Durchfall kommt oder nicht. Die Durchfallreaktion wird direkt im Darm ausgelöst. Bei den meisten geht es mit Salz, einige aber brauchen Sennesblätter, Rhizinusöl oder andere pflanzliche Wirkstoffe. Nach einer Ableitung in den Darm ist es jedoch ratsam, die Schlacken und Giftstoffe so rasch wie möglich aus dem Darm hinauszuschaffen. Bleiben sie länger im Darm, kann es zu einer Rückvergiftung kommen, denn sobald der osmotische Ausgleich hergestellt ist, fängt der Darm wieder an, den Inhalt nach Entsprechung und Bedarf in den Organismus aufzunehmen.

Deshalb ist die rasche Entleerung notfalls durch Einlauf sehr wichtig!

Nach einer oft explosionsartigen Entleerung ist es ratsam, nicht nur Kloschüssel, -brille und -deckel sorgfältig zu reinigen, sondern auch das Fliesenmuster an der Wand genau zu betrachten. Während unseren fröhlichen Gruppen-Fasten-Kuren haben wir schon öfters braun bis schwarz gemusterte Toilettenfliesen oder Trennwände gesehen. Beim Fasten geht es oft sehr lustig zu, wie die folgende Geschichte zeigt:

Im Waldpark eines Fastensanatoriums sitzt ein Fastender geruhsam auf einer Bank und liest Zeitung. Plötzlich rast jemand vorbei, reißt ihm die Zeitung aus der Hand und stürzt sich ins Gebüsch damit. „Hallo, Sie da, das ist ja die heutige Zeitung!" ruft der Beraubte empört. „Auf die morgige kann ich nicht warten!" ruft der aus dem Gebüsch zurück.

Sobald der Darm völlig leer ist, beginnt ein Vorgang, den man als osmotische Umkehr bezeichnen kann:

Die durch Blut und Lymphe aus den Zellen herausgelösten Ablagerungen, aber auch die Unreinheiten von Blut und Lymphe werden nun zum Darm transportiert. Sie diffundieren, besser gesagt, sie „regnen" in den Darm hinein. Von allen Darmzotten tropft es wie in einer Tropfsteinhöhle. Dies ist der Beginn der eigentlichen Heilreinigung – das Heilfasten. Meistens scheiden wir dann ein stinkendes, schwarzes „Pech" aus.

Ähnlich geschieht es beim Kind im Mutterleib. Sobald die Organe des Kindes ausgebildet sind, fangen in geringem Maße Stoffwechselprozesse an, deren Abfallprodukte von Blut und Lymphe in den Darm transportiert werden, da dieser ja noch leer ist wie beim Fasten. Hier sammelt sich jener schwarze Stuhlgang, den das Kind nach seiner Geburt ausscheidet und den man auch als „Kindspech" bezeichnet.

Die salinische Darmberieselung

Neben der osmotischen Wirkung einer bestimmten Salzkonzentration im Darm haben die Salze eine reinigende Wirkung auf die unmittelbaren Berührungsflächen. Ein schwaches Salzwasser, das zwar keine großen osmotischen Reaktionen im Organismus hervorruft, genügt, um alle Kot- und Speisereste von den Darmwänden abzulösen und auszuschwemmen. Von diesen oft jahrzehntealten „Krusten" gibt es viele in den unzähligen Falten und Ausbuchtungen unseres sieben bis acht Meter langen Darmkanals. Sie haften mitunter sehr zäh an den Darmwänden; es bedarf meist vieler Fastenkuren, um den Darm von dieser giftigen Abfall-Last völlig zu befreien.

Bei einer intensiven Darmberieselung trinkt man frühmorgens und nachmittags um ca. 15 Uhr jeweils einen viertel bis halben Liter warmes Wasser mit einem gestrichenen bis gehäuften Teelöffel Glaubersalz, Bittersalz, Karlsbader Salz oder F.X. Passagesalz.

Damit das Salzwasser die Darmwände rundum gut reinigen kann, ist eine Unterstützung durch verschiedene Darmmassagen (am besten Nauli) empfehlenswert. Auch die Rollkur – Rückenlage, linke Seitenlage, Bauchlage, rechte Seitenlage – wirkt dabei gut.

Auch bei dieser Darmreinigung mit Salzwasser gilt meine wichtigste Empfehlung: Jeder finde seine individuelle Dosis und Methode. Vielen reicht es, wenn sie nur morgens ihr Salzwasser trinken.

Fastenkrisen

sind Reinigungskrisen, die schon am dritten Tag auftreten können, meistens aber erst nach einer Fastenzeit von einer bis vier Wochen oder sogar erst bei der zweiten oder dritten Fastenkur. Eine Fastenkrise kann langsam und schleichend kommen mit Übelkeit, Schweißausbruch, Kopfschmerz, Kreislaufstörung, Schwindel, Ohnmachtsgefühl, Erschöpfung, Zerschlagenheit oder auch schlagartig, daß es einen „umwirft", und dann sollte man auch liegen bleiben.

Die Ursachen sind massiv aufbrechende alte Schlacken- und Giftlager, durch deren Abtransport vorübergehend Lymphe und Blut mit Giftstoffen überlastet sind. Sobald diese Stoffe ausgeschieden sind, fühlt man sich wieder wohl, ja sogar bedeutend wohler als vorher.

Um den Entgiftungsprozeß bei einer Fastenkrise zu beschleunigen, trinken wir, über den Tag verteilt, möglichst viel Wasser mit ca. ein bis drei gehäuften Teelöffeln „Basica". Vor- und nachmittags jeweils ein Briefchen Karlsbader Salz in warmem Wasser. Salze sollte man immer in warmem Wasser trinken. Erfolgt darauf keine Darmentleerung, nehmen Sie F.X. Passagesalz. Sollte auch dies nicht wirken, dann ist an so einem Tag der Reinigungseinlauf besonders wichtig. Auch die Ölspülung (siehe mein Buch „Ganzheitliche Therapie") fördert die Entgiftung. Viele haben damit beim Fasten sehr gute Erfahrungen gemacht. Viel Ruhe und Schlaf sind nun angezeigt, und ein- bis zweimal am Tag eine feucht-heiße Leberauflage (möglichst mit Retterspitz). Auch der Kreislauftrunk (siehe „Bei Kreislaufschwäche") ist bei Krisen drei- bis sechsmal täglich zu empfehlen.

Bei längerem Fasten kann (selten) Blutzuckermangel (Unterzucker) entstehen. Dies kann man rasch mit Trauben- oder Orangensaft, Birnendicksaft (nur natursüße Säfte) sowie Ahornsirup oder Honig beheben. Mineralmangel (ebenfalls selten) wird durch erhöhte „Basica"-Einnahmen ausgeglichen.

Nicht jeder Fastende muß eine Fastenkrise durchmachen. Ich kenne Menschen mit jahrelanger Fastenerfahrung, die nie eine durchgemacht haben. In Frage kommen besonders Kranke und Geschwächte, aber auch stark vergiftete Menschen, besonders solche, die schon von Kindheit an alle Krankheiten mit Antibiotika und anderen Medikamenten bekämpft und unterdrückt haben.

Bei diesen Menschen kann man oft erleben, wie die unterdrückten Krankheitssymptome während einer Fastenkur – in rückläufiger Reihenfolge – noch mal durchlebt werden müssen, um den Organismus von den zurückgebliebenen Giften zu befreien, die dieser, bedingt durch die Unterdrückungsmaßnahmen seinerzeit, nicht ausschwemmen konnte.

Überzeugender als durch solche Vorgänge könnte uns die Natur ihre altbewährten Heilmethoden nicht zeigen. Ohne unser Zutun erledigt sie alles von selbst. Wir müssen nur die Rahmenbedingungen schaffen, in denen unsere Natur sich regenerieren kann: *Zeit, Ruhe, Schlaf und Fasten* – medicus curat, natura sanat (der Arzt behandelt, die Natur heilt).

Eine sehr eindrucksvolle Wirkung erlebte ich bei einer ca. 45jährigen Frau, die eigentlich noch nie ernsthaft krank war und die aus religiösen Gründen mit dem Fasten begonnen hatte. Sie fastete zweimal im Jahr. Von Anfang an ging es ihr dabei blendend. In der fünften Fastenkur wurde sie schlagartig bettlägerig, mit *allen* Symptomen einer akuten bakteriellen Lungenentzündung. Durch mein Fragen erinnerte sie sich, daß sie vor 26 Jahren eine schwere bakterielle Lungenentzündung mit hohen Gaben von Antibiotika und fiebersenkenden Mitteln überwunden hatte – überwunden, aber nicht ausgeheilt.

Die Bakterien wurden zwar getötet, aber der Organismus wurde vergiftet. Erst nach 26 Jahren konnten diese Gifte ausgeschieden werden. Der relativ gesunde Organismus dieser Frau hatte die Gifte so stark abgekapselt, daß sie erst bei der fünften Fastenkur frei wurden. Nach Anwendung der unterstützenden Entgiftungsmaßnahmen hatte sie alles an einem

Tag überwunden und fühlte sich danach so wohl wie nie zuvor.

Menschen, die ständig andere kritisieren und verurteilen, ihnen negative Gedanken zusenden, vergiften damit ihre eigene Seele. Ebenso die, die aus Angst vor einer Konfrontation alles in sich „hineinfressen". Ein „giftiges", zersetzendes Verhalten zieht *unbewußt* giftige Stoffe aus der Umwelt an. Diese Menschen ziehen noch aus der besten Nahrung den giftigen Teil heraus, der die Darmschranke bei einem anderen überhaupt nicht passieren könnte. Diese Menschen gehören zu denen, die für Fastenkrisen besonders anfällig sind und die dabei auch oft Alpträume haben. Hier ist das Bereuen des Fehlverhaltens vor Gott und vor den Menschen besonders wichtig – beten und danken – Gott danken für die Reinigung von Seele und Körper – danken für die Schmerzen, die wir dabei haben.

Durch den Schmerz wird uns der Grad unserer Vergiftung bewußt.

Danken wir Gott für die Reinigung unseres Tempels von allem Unrat unserer Vergangenheit!

Bevor Jesus Christus, bevor der Heilige Geist, bevor Gott in uns wohnen kann, muß die Wohnstätte entsprechend vorbereitet werden, muß der Tempel – Geist – Seele – Körper – gereinigt werden.

Darum saget Dank allezeit!

Bei auftretenden Depressionen soll man diese annehmen, sich Gott anvertrauen, sich in Tiefstimmungen hineinfallen lassen – diese keineswegs verdrängen wollen. Wir müssen nicht nur leben, sondern auch sterben lernen.

> „Und solang Du das nicht hast,
> Dieses: Stirb und Werde!
> Bist Du nur ein trüber Gast
> Auf der dunklen Erde." *Goethe*

In solchen Situationen hilft auch malen – sich einfach alles von der Seele malen. Sie werden erstaunt sein, wie gut das geht, wie wohl man sich dabei fühlt und welche Kunstwerke da manchmal entstehen.

Manchmal möchte man die Schwermut und die Schmerzen einfach hinausschreien – tun Sie es! Summen, Singen und Trällern Sie frohe Lieder so oft wie nur möglich. Dies erhöht Ihre Stimmung. Der Klangstrom reinigt die Zellen. Körper und Seele schwingen höher, dem Geist zu. Besonders wenn die Lieder auf Gott ausgerichtet sind und aus dem Herzen kommen.

Falls Sie ein Instrument spielen, lassen Sie die Musik einfach durch Geist - Seele - Körper und Instrument fließen – ohne Noten. Wer kein Instrument gelernt hat, sollte es einmal mit einer Indianertrommel probieren; da läuft es von alleine.

Wer gerne schreibt, kann sich alles von der Seele schreiben. Auf diese Weise ist schon manches großes Werk der Weltliteratur entstanden.

Bewegung und Ruhe

sollten sich, besonders beim Fasten, sinnvoll ergänzen. Beide sollten eine Harmonie bilden, wie die Klänge und die Pausen eines inspirierten Musikwerkes.

Als begeisterter Bergsteiger und Wanderer muß ich mich hüten, meine langen Fastenmärsche und -läufe jedermann zu empfehlen. Beim Fasten erlebe ich immer wieder eine große Sehnsucht nach Abgeschiedenheit, Stille und innerer Einkehr, aber auch nach langen Wanderungen, hin und wieder auch nach einem schnellen Lauf, leicht und lautlos wie eine Gazelle. Dem gesunden, nicht allzu verschlackten, auf Gott ausgerichteten Fastenden stehen plötzlich ungeahnte Kräfte zur Verfügung: Der Künstler kann sich vor Einfällen nicht retten und erbringt Hochleistungen; ebenso ergeht es dem Sportler. In den Hochkulturen Tibets, Indiens und Südamerikas waren es fastende Kuriere, die am schnellsten und mit der größten Ausdauer Strecken liefen, die uns heute unglaublich erscheinen und auch nicht im Guiness-Buch der Rekorde zu finden sind.

Nur ein kleiner Bruchteil solcher Leistungen erregte vor einigen Jahren die öffentliche Aufmerksamkeit, als eine kleine Gruppe Fastender (mit Obstsaft und Wasser fastend) eine ca. 540 km lange Strecke von Göteborg nach Stockholm marschierte. Nach zehn Tagen kam die Gruppe munter und bei sehr guter Laune in Stockholm an.

In Schweden findet auch öfters ein Senioren-Marathon von Herren über fünfzig statt. Die Gewinner sind immer fastende Vegetarier.

Diese Schilderungen sollten keineswegs als Ansporn dienen, sich ausgerechnet beim Fasten besonders anzustrengen; davor muß ich eindringlich warnen. Dieser 540 km lange Marsch war für die Beteiligten nicht besonders anstrengend. Ganz im Gegenteil, sie fühlten sich jeden Tag leicht, froh und munter; was man von einem Erstfastenden im allgemeinen nicht sagen kann, schon gar nicht von einem Kranken. Sportliche Betätigung ist nicht unbedingt für jeden Menschen gesund. Obwohl ich selbst ein „alter Sportler" bin, weise ich immer wieder auf eine Aussage Churchills hin, der, nach dem Geheimnis seines Alters gefragt, zur Antwort gab: „No sport."

Denken Sie an die alte Weisheit: „Was den einen heilt, kann den andern töten."

Täglich etwas Bewegung ist besonders für den Kreislauf wichtig. Am besten wären ein oder zwei Spaziergänge täglich an der frischen Luft, etwa morgens und abends:

ruhig und tief durchatmen – sich mit Sauerstoff, mit Prana oder Od ernähren – die Luft schmecken und kosten – beim Spazierengehen oder Treppensteigen keine Gespräche führen, da diese den Atemrhythmus stören und sehr anstrengend sind, besonders für das Herz – zwischendurch immer wieder Pausen einlegen, in Ruhe rasten.

Spaziergänge sind beim Fasten meistens besser als gymnastische Übungen. Nur derjenige, der einen inneren Drang nach Übungen verspürt, sollte diese machen, jedoch mit Freude.

Die Übungen aus meinem Buch „Die Wirbelsäule – Säule der Gesundheit" führen während des Fastens zu besonderen, tiefen Geist-Seele-Körper-Erlebnissen. Jede Leibesübung, insbesondere während des Fastens, sollte zum bewußten Sein führen. Dazu ist der freie Ausdruckstanz gut geeignet:

Lassen Sie Ihren Gefühlen freien Lauf. Lockern Sie Ihre Emotionsblockaden mit den heißen Rhythmen afrikanischer Trommeln (z. B. „Guem Percussion"). Lassen Sie alle bewegungshemmenden Schranken fallen. Lassen Sie Geist, Seele und Körper frei tanzen. In einer Gruppe sind griechische und slawische Kreistänze (Volkstänze) abwechselnd mit meditativen Tänzen und Freitänzen (wie sie Stefanie, meine Frau, lehrt) bestens geeignet (siehe Kapitel „Tanz" in meinem Buch „Ganzheitliche Therapie").

Auch für Bettlägerige und an den Rollstuhl Gebundene sind sinnvolle Übungen wichtig; ihnen sei auch ganz besonders das Trockenbürsten empfohlen.

Die Ruhe sollte beim Fasten jedoch an erster Stelle stehen. Folgen Sie einmal ganz den wahren Bedürfnissen Ihres Geistes, Ihrer Seele und Ihres Körpers. Sollten Sie müde sein, legen Sie sich einfach hin und ruhen oder schlafen Sie, egal zu welcher Tageszeit und wie oft Sie das Verlangen danach haben. Lernen Sie, auf Ihre Bedürfnisse zu achten, und hören Sie auf, sich und die Natur in Ihrem Körper zu vergewaltigen. Lassen Sie Ihrer Seele und Ihrem Körper viel Zeit für die schon längst überfälligen Ab-, Um- und Neuaufbau-Arbeiten im Organismus. Dies geschieht am besten im entspannten Liegen oder Schlafen. Besonders dem gestreßten, unruhigen und pausenlos denkenden Zeitgenossen möchte ich innere Wanderungen und innere Einkehr ans Herz legen.

Üben Sie in stillen Stunden, in der Abgeschiedenheit der Natur oder eines Raumes, die innere Einkehr! Richten Sie Ihre ganze Aufmerksamkeit nach innen, lauschen Sie in sich hinein! Lernen Sie sich kennen, wie und wer Sie wirklich in Ihrer Ganzheit sind! Lauschen Sie in die ungeahnten Weiten und Tiefen Ihrer Seele! Entdecken Sie den göttlichen Geist darin, und pflegen Sie diese wichtige Verbindung von nun an mit viel Geduld! Lauschen Sie auf die sanfte, anfangs kaum wahrnehmbare „Stimme" Ihres Gewissens – auf die Stimme Gottes in Ihnen. Überlassen Sie Gott die Führung Ihres Lebens. Suchen Sie Gott in allen Mitmenschen, in der Natur, über-all. Erleben Sie Gott im Geiste und in der menschlichen Vollkommenheit Jesu Christi, dem Heiland, der uns in das heile Land führt, in jenes Reich, von dem er sagt, daß es inwendig in uns sei. In dem nur noch die Liebe regiert. „Dort" (im Hier und Jetzt) können wir unser Heil finden, das die Ganzheit ist.

Luft und Sonne

sind die wichtigsten Lebensreize und Lebensspender.

Fastende, besonders Erstfastende, sollten mit Luft- und Sonnenbädern etwas vorsichtig sein, nach dem altbewährten Motto der Naturheilkunde: kleine Reize regen an, große töten. Da das Fasten an sich für den Anfänger schon ein ungewohnt großer Reiz ist, sollte er mit weiteren Reizen sparsam sein. Das Sonnenbad regt unseren Organismus besonders stark zur Entgiftung an.

Ein verschlackter Fastenanfänger kann Fasten und gleichzeitig Sonnenbaden in der Regel schwer verkraften. Dagegen ist ein an Luft und Sonne gewöhnter Fasten-Fortgeschrittener direkt hungrig danach. Er hat Freude daran, sich schon morgens sein gewohntes Luftbad zu gönnen, egal, ob es regnet oder schneit. Während des Luftbades kann man sich trockenbürsten und einige Übungen machen. Ich wälze mich dabei im frischen Neuschnee oder im taufrischen Gras, habe meine Freude daran und jauchze vergnügt – juchhe! Suchen Sie die geistige Verbindung zur Luft und zur Sonne. Genießen Sie die Kraft und den Segen jedes Sonenstrahls – Christo-Sol.

Bei Kreislaufschwäche

sollten Sie sich hinlegen, am besten mit Kopftieflage: unter die Bettfüße am Fußende zwei Holzklötze geben, ca. 10 cm hoch. Falls das nicht möglich ist, genügt es, die Beine hochzulegen. Wir sollten die Gelegenheit zum Herzensgebet oder zur Meditation nutzen. Folgend beschriebenen Kreislauftrunk, den Sie auch ohne Beschwerden einmal am Tag trinken können, sofort einnehmen:

ein Glas Wasser, dazu eine frisch gepreßte Zitrone, ein Eßlöffel Ahornsirup und eine Prise Cayennepfeffer.

Sollte mit diesem Getränk die gewünschte Wirkung ausbleiben, können Sie es mit argentinischem Mate-, afrikanischem Rotbuschtee, Schwarz- oder Ginsengtee versuchen. Bei manchen hilft sogar ein Malventee.

Eine sofortige Kreislaufstütze erzielt man mit der Einnahme von 10 Tropfen Korodin (pflanzliches Mittel, rezeptfrei, aus der Apotheke) auf einen Eßlöffel Wasser; lange im Mund behalten, da die Wirkstoffe über die Mundschleimhaut rascher und stärker wirken als über den Magen.

Allen Kreislaufschwachen empfehle ich seit ca. 20 Jahren das Schiele-Kreislauftraining. Während des Fastens habe ich damit besonders gute Erfahrungen gemacht (siehe dazu das Kapitel „Das ansteigende Schiele-Fußbad"). Bei Kreislaufschwäche werden die Fußsohlen vor dem Schiele-Bad mit Rosmarin- oder Campheröl einmassiert.

Wer einen niedrigen Blutdruck hat und während des Fastens unterwegs ist und/oder arbeitet, sollte immer ein Fläschchen Korodin griffbereit dabeihaben.

Dem sehr Kreislaufschwachen empfehle ich immer, besonders bei der ersten Fastenkur, ein gutes Herz- und Kreislauftonikum wie z. B. „Sirmia Herz-Kreislaufkur" von Dr. Niedermaier, „Cardaptin Gold Herz-Kreislaufkur" von Bio-Energetic oder „PK-SAN" von Strath. Während der ganzen Fastenkur bei Bedarf hin und wieder 10 Tropfen Korodin dazunehmen. Dank dieser Mittel konnten auch schon extrem kreislauflabile Menschen fasten.

Gerade beim Fasten sollten kreislaufschwache Menschen besonders darauf achten, daß sie langsam aufstehen und dem Organismus Zeit lassen, sich von der waagrechten auf die senkrechte Körperhaltung umzustellen.

Bei schnellem Aufstehen kann es zur Blutleere im Kopf kommen, demzufolge auch zur Ohnmacht. Aber auch dies wäre nicht so schlimm, denn mehr als umfallen kann man ja nicht, und in der Ohnmacht fällt man locker. Ich sage dies aus eigener Erfahrung. Eine Verletzungsgefahr ist jedoch niemals auszuschließen. Wenn man dann flach liegt, kommt man von alleine wieder zu sich.

Wer gerade dabei ist, der kann dem Ohnmächtigen die Beine hochlegen, das Gesicht mit etwas kaltem Wasser betupfen, noch besser mit Obstessig, aber Vorsicht, nicht in die Augen bringen! Es gibt einen Punkt genau unter der Nase, wenn Sie den fest drücken, so daß auch der Fingernagel zu spüren ist, kommt ein Ohnmächtiger rasch zu sich.

Die Körperpflege

ist für den, der zum erstenmal fastet, besonders wichtig, da seine Ausdünstung aus allen Poren, je nach dem Grad seiner Verschlackung, oft sehr übel riecht und übler Geruch aus seinem Mund strömt. In so einem Fall ist sogar mehrmaliges Duschen und häufigere Mundpflege am Tag angebracht. Für einen Fastenden ist es besonders wichtig, nur natürliche Reinigungs- und Pflegemittel zu verwenden.

Für den Mund z. B. reines Meersalzwasser und natürliche Zahnputzmittel, für den Körper z. B. Zitronensaft (eine Zitrone durchschneiden und damit den ganzen Körper kräftig abreiben); es gibt nichts Besseres und Reinigenderes für die Haut. Auch Obstessigwasser kann man verwenden oder eine natürliche Kern- oder Pflanzenseife.

Für das Haar nimmt man natürliche Kräutershampoos, den Aufguß von Kamillenblüten, Rosmarin, Brennesseln oder afrikanische Lavaerde.

Die Zunge hat beim Fasten, je nach dem Grad der Darmverschlackung, einen meist stinkenden, weißgrauen bis gelblichen Belag; diesen sollte man täglich mit einem Spatel oder Löffel abschaben.

Durch alle Drüsen und Schleimhäute des Mundes werden stinkende Gifte ausgeschieden. Hier sind öfters am Tag kräftige Mundspülungen angebracht, mit Zitronensaft, Meersalzwasser, Kaiser Natron, Heilerde und Pfefferminzöl im Wechsel. Die Mund-Öl-Spülung ist während des Fastens besonders angezeigt (siehe dazu das entsprechende Kapitel in meinem Buch „Ganzheitliche Therapie").

Wer es fertig bringt, kann sich noch mit dem Zeigefinger die Mandeln massieren. Auch das mehrmalige langsame Ausatmen mit herausgestreckter Zunge ist empfehlenswert.

Falls Sie an Tagen, an denen Sie übelriechende Ausscheidungen haben, unter Menschen gehen müssen, können Sie auf Ihre Wäsche einige Tropfen Pfefferminzöl geben, den Mund mit Pfefferminzöl-Wasser spülen und eventuell eine Pfefferminzpastille ohne Zucker im Mund zergehen lassen.

Bei manchen ist die Haut beim Fasten oft trocken. In diesem Fall ist die Hautpflege besonders wichtig. Verwenden Sie reine pflanzliche Emulsionen und Öle; die Körpermilch und die Gesichtsmilch der Firma Wala sind dazu empfehlenswert.

Die Haut als großes Atmungs- und Ausscheidungsorgan sollte nicht nur gepflegt, sondern auch leicht zur Funktion angeregt werden, und zwar durch Trockenbürsten und Waschungen im täglichen Wechsel. Für das Trockenbürsten nehmen Sie am besten Sisalhandschuh und Sisalgurt und bürsten damit den ganzen Körper, immer in Richtung Herz. Anschließend den Körper mit Hautfunktionsöl oder Körpermilch einreiben. Abschließend eine Lofi-Klopfmassage. Abgehärtete Faster können dies morgens an der frischen Luft tun, Anfänger und Schwache im warmen Zimmer oder Bad. Die Waschung sollte auch im warmen Bad stattfinden, mit einem rauhen Waschlappen, ebenfalls in Herzrichtung. Sie können dem Wasser einen Schuß Rosmarin-, Irismilch oder auch Obstessig beimischen. Die Wassertemperatur sollte ein wenig unter Körpertemperatur liegen, Abgehärtete und „Heißblütige" können auch kaltes Wasser nehmen. Nach der Waschung kräftig trockenfrottieren.
Machen Sie bitte alles in Ruhe und ohne Hetze, besonders wenn Sie herzleidend oder schwach sind.

Unsere Ausdünstung ist der Duft unserer Seele. Es gibt Menschen, die nach tiefgreifenden seelisch-geistigen Reinigungen (Läuterung) kaum noch eine scharf- oder übelriechende Ausdünstung haben. Auch nicht bei längeren Fastenkuren. Sie waschen, duschen oder baden sich wochenlang, ja oft monatelang nicht. Trotzdem riechen Haut und Haar besser, als wären sie frisch gewaschen. Die beste Körperpflege ist die Reinigung von Geist und Seele durch die bewußte Einheit von Gott und Mensch. Der Duft einer liebevollen Seele ist wohlriechender und subtiler als das kostbarste Parfüm.

Die Leberkompresse, -auflage oder -packung

ist besonders in den ersten drei bis vier Fastentagen und in den Fastenkrisen empfehlenswert. Die beste Zeit dazu ist die Mittagszeit von 12 bis 14 Uhr:

Ein Handtuch in heißes Wasser tauchen, gut auswringen, mehrmals zusammenlegen, bis es ca. 20 cm im Quadrat hat, falls vorhanden, etwas Retterspitz äußerlich (aus der Apotheke) darauf träufeln und rechts auf die Leber legen, ein trockenes Handtuch darüber geben, darüber ein Wolltuch oder einen Wollschal und noch eine flachgefüllte Wärmflasche darauf, eine zweite an die Füße, und gut zugedeckt, eine bis zwei Stunden ruhen oder schlafen.

Wer warm und gut durchblutet ist, sollte es statt der heißen mit einer kalten Kompresse (Prießniz-Packung) versuchen; diese sollte aber nach einigen Minuten als wohltuend und warm empfunden werden. Das gleiche gilt auch für die heiße Kompresse, wichtig ist immer die Reaktion des Organismus auf die Anwendung. Die Reaktion sollte eine vermehrte Durchblutung der Leber sein und somit eine stärkere Entgiftung des Organismus, diese kann wiederum eine stärkere Müdigkeit zur Folge haben. Ihre Leber dankt Ihnen diese Hilfe, da sie einen großen Teil der Entgiftungsarbeit leisten muß (siehe Kapitel „Die Leber“ in meinem Buch „Ganzheitliche Therapie“). Nach einer Kompresse sollten Sie langsam aufstehen und erst eine Weile sitzen bleiben.

Der Schlaf

Ein altes chinesisches Sprichwort sagt:

„Der Schlaf ist das Bügeleisen für Leib und Seele, er glättet alle Falten."

Beim Fasten ist der Schlaf leichter, flacher und kürzer als gewöhnlich. Trotzdem sollte man möglichst früh zu Bett gehen und morgens früh aufstehen.

Machen Sie vor dem Schlafengehen einen ausgedehnten Spaziergang an der frischen Luft und eventuell auch einen kalten Oberschenkelguß oder Wassertreten in der Badewanne. Nehmen Sie bei kalten Füßen, bevor Sie ins Bett gehen, ein ansteigendes Fußbad, am besten mit einer Schiele-Fußbadewanne. Auch ein Mittagsschlaf, eine Siesta, ist beim Fasten wohltuend.

Legen Sie sich öfters am Tag hin und lassen Sie den heilsamen Schlaf zu – so oft er kommen mag.

„Den Seinen gibt es der Herr im Schlafe."

Warme Bäder

sind gut zur Entschlackung, sollten aber während des Fastens mit Vorsicht genossen werden.

Besonders behutsam müssen Schwache und Herzkranke sein, bei ihnen sollte die Badetemperatur 37°C nicht übersteigen, bei einer Badezeit von 10 bis 20 Minuten. Aber auch gesunde Faster sollten eine Wassertemperatur von 40°C bis maximal 41°C und eine Badedauer von 20 bis 30 Minuten nicht überschreiten.

Man kann dem Badewasser Zusätze beimischen. Kräuter- und ätherische Kräuteröl-Bäder haben auf den fastenden Organismus eine besonders starke Wirkung. Je nach Bedarf kann man anregende Pflanzen wie Rosmarin und Wacholder oder entspannende wie Melisse und Lavendel nehmen.

Nach einem Vollbad sollten Sie mindestens eine bis zwei Stunden ruhen. Dabei aber keine heiße Leberkompresse machen! Diese könnte nach einem Bad das Herz zu sehr anstrengen.

Ein bis zwei Vollbäder pro Woche genügen. Wenn Sie es nicht gewöhnt sind zu baden und immer nur duschen, dann machen Sie es beim Fasten wie sonst und unterlassen das Vollbaden.

Sauna und Fasten

Wer sie gewöhnt ist, kann auch während einer Fastenkur in die Sauna gehen. Jeder sollte dabei seine Belastbarkeit prüfen und dementsprechend handeln: eventuell weniger Sauna-Gänge und kalte Güsse machen, nicht in das Tauchbecken steigen, längere Ruhepausen einlegen usw.

Die Sauna wirkt reinigend und entspannend. Wer noch nie in der Sauna war, der sollte nicht unbedingt während seiner ersten Fastenkur sein erstes Sauna-Erlebnis suchen.

Das ansteigende Schiele-Fußbad

Für mich ist das schlichte, einfache Schiele-Gerät eine der besten Erfindungen des 20. Jahrhunderts. Wer einmal darin ein ansteigendes Fußbad gemacht hat, möchte es nicht mehr missen. Dies ist meine Erfahrung und die Erfahrung unzähliger Patienten in den letzten achtzehn Jahren.

Die Fußsohlen werden mit einem ganz bestimmten Fuß-Vorweichöl eingerieben, je nach Krankheit oder Bedarf des einzelnen. Dies hat auch eine Wirkung über die Fuß-Reflexzonen auf den gesamten Organismus. Dann werden die Füße auf den Holzrost in der Schiele-Wanne gestellt. Das Wasser, das je nach Bedarf und Indikation mit einem speziellen Zusatz vermischt ist, reicht nur bis zu den Knöcheln. Dann beginnt die Temperatur ganz langsam zu steigen, abgestimmt auf die Gefäßrezeptoren in den Füßen. Sie erleben, wie sich langsam alle Gefäße im Körper öffnen. Was dadurch alles bewirkt und angeregt wird, würde viele Seiten füllen.

Am Ende dieses Fußbades fühlt man sich wie erneuert, angenehm entspannt, warm und einfach rundum wohl. Ich kann jedem Fastenden Schiele-Fußbäder empfehlen, ganz besonders in der kalten Jahreszeit, vor allem den Kreislaufschwachen und den Fröstelnden.

Ein Schiele-Fußbad kann man nicht beschreiben, man muß es einfach erleben!

Fastenbrechen

„Fasten kann jeder Narr, Fastenbrechen nur ein Weiser", sagt ein altes indisches Sprichwort.

Dieses Sprichwort entstammt einer fünftausendjährigen Fastentradition. Beim Fastenbrechen zeigt sich wirklich, ob Sie nur wegen Ihres Leibes oder wegen Ihrer Seele gefastet haben.

Besonders bei den Erstfastenden erwacht oft ein hungriger Löwe, sobald sie die erste feste Nahrung zu sich nehmen. Manchmal reicht schon ein Brotkrümel, um diesen schlafenden Löwen zu wecken. Dies ist ein Grund, weshalb man beim Saft- und Brühefasten streng darauf achten sollte, daß auch nicht der geringste Anteil fester Stoffe darin enthalten ist. Beim Fastenbrechen heißt es, die Zügel straff in der Hand zu haben und strenge Selbstdisziplin zu üben.

Stellen Sie sich einmal den Zustand Ihres Verdauungsapparates am Ende einer Fastenkur vor: Magen und Darm sind geschrumpft, keine Darmbewegung ist mehr vorhanden; die Darmschleimhaut ist ganz rein, rosig und äußerst empfindlich. Sie muß erst wieder langsam an den Speisebrei gewöhnt werden. Die Produktion der Verdauungssäfte kommt auch erst wieder allmählich in Gang. Magen und Darm brauchen viel Zeit, bis sie ihre Arbeit wieder voll aufnehmen können. Der gesamte Verdauungstrakt mit all seinen Drüsen braucht nun wieder viel Energie, um die aufgenommene Nahrung aufzuschließen und einzuverleiben.

Diese Energie konnten Sie während des Fastens anderweitig nutzen. Plötzlich steht Ihnen diese Energie nicht mehr zur Verfügung; das ist eine gewaltige Umstellung. Immerhin werden ca. 30 Prozent der uns zur Verfügung stehenden Energie zur Verdauung und Assimilierung der Nahrung gebraucht. Wundern Sie sich also nicht, wenn Sie schon nach der geringsten Nahrungsaufnahme müde und schläfrig werden.

Geben Sie den Bedürfnissen des Körpers unbedingt nach und gönnen Sie sich beim Abfasten viel Ruhe und Schlaf. Machen Sie, wenn möglich, ein Mittagsschläfchen. Nach den ersten zwei Mahlzeiten tut eine Wärmflasche auf dem Bauch sehr gut. Wärme ist zugleich Energiezufuhr für eine bessere Verdauung. Legen Sie sich hin, wo immer Sie sind. Das geht vielleicht auch im Büro auf dem Fußboden – anschließend räkeln, strecken und dabei alle Muskeln kräftig anspannen.

Da nun Magen und Darm geschrumpft sind und sich noch in einer Ruhepause befinden, müssen wir ganz klein und behutsam mit dem Essen beginnen. Viel auf einmal zu essen, könnte große Schäden mit üblen Folgen verursachen. Davor muß ich Sie eindringlich warnen.

Fastenbrechen sollte für Sie auch ein Neuanfang sein. Ihr Bewußtsein ist durch das seelisch-geistig betonte Fasten erweitert. Sie haben neue Erfahrungen gesammelt.

Besonders die erste Nahrungsaufnahme sollte ein tiefes kontemplativ-meditatives Erlebnis werden. Lesen Sie dazu das Kapitel „Die seelisch-geistigen Aspekte der Lebensmittelaufnahme" in meinem Buch „Mittel zum Leben – Mittel zum Heil-Werden". Die erste Hälfte dieses Buches bis zur Seite 142 empfehle ich Ihnen als Fastenlektüre.

Nun erleben Sie eine neue Dimension des Essens. Erleben Sie das schon beim ersten Apfel, den Sie zum Fastenbrechen in der Stille, in Dankbarkeit, Bissen für Bissen genießen. Welch ein Reichtum! Welch ein Genuß! – Welch eine Geschmackssinfonie in diesem kleinen Apfelgeschöpf. Jeder einzelne Bissen wird solange gekaut, bis er flüssig ist. Dann speicheln wir diesen köstlichen Trunk noch zusätzlich ein, bevor wir ihn schlucken und ihn somit in das Reich unseres Unterbewußtseins schicken. Wenn man öfters fastet, ist man oft schon mit einem halben Apfel satt, man sollte dann aber auch nicht mehr essen. Essen Sie in Zukunft möglichst immer schweigend.

Eine chinesische Weisheit sagt:
Wenn ich esse, dann esse ich,
wenn ich spreche, dann spreche ich,
wenn ich höre, dann höre ich, und
wenn ich schlafe, dann schlafe ich.

Versuchen auch Sie, von nun an alles *ganz* zu tun.

Abfasten

bedeutet Neubeginn, Neuaufbau; der alte Dreck ist draußen und mit ihm altes Fehlverhalten und Krankes. Achten Sie nun auf die Wahl der neuen Bausteine. Es liegt nur an Ihnen, ob Sie Bausteine der Gesundheit oder Bausteine für Krankheiten verwenden. Ein guter Baumeister achtet nicht nur auf die Qualität seiner Bausteine, sondern auch auf die Plazierung und die Art und Weise des Einbaus. Genau dieses Bewußtsein eines umsichtigen Baumeisters sollten Sie walten lassen, besonders in dieser Abfast- und Aufbauzeit. Die Zeitspanne dafür sollte im Idealfall der Dauer der Fastenzeit entsprechen, also bei 14tägigem Fasten 14 Tage Aufbauzeit. Es geht auch mit der halben Zeit, jedoch auf keinen Fall weniger!

Die Nahrung während dieser Tage sollte so einfach und so wenig wie möglich sein. Sie sollte reich an Zellulose sein, also Getreide, Gemüse und Obst, damit die Darmperistaltik wieder in Gang kommt. Die Nahrung sollte aber kein Körnchen Salz enthalten, da dieses die sehr empfindlichen Schleimhäute des Magens und des Darmes reizen würde. Salz ist nicht nur für den empfindlichen Magen-und-Darm-Trakt des Abfastenden ein gefährliches Reizmittel, sondern für den gesamten, meist stark entwässerten Organismus. Sie wissen ja, Kochsalz zieht Wasser an sich und bindet es. Führt man dem Organismus nach dem Fasten gleich Kochsalz zu, dann bindet er plötzlich viel Wasser in den Zwischenzellräumen und quillt auf. Es kommt zu großen Wasseransammlungen und eventuell auch zu Harnverhaltung mit Abgeschlagenheit und bleierner Müdigkeit.

Wählen Sie die Einnahmezeit für den ersten Apfel nach dem Fasten so, daß Sie anschließend mindestens eine Stunde ruhen oder am besten schlafen können. Die beste Zeit dafür ist mittags oder abends.

Die nächste Mahlzeit nach dem ersten Apfel besteht wieder aus einem Apfel und dazu ein Stück trockenes Dinkel-

oder Weizenbrot. Nun genießen Sie einmal das tägliche Brot ohne Aufstrich und üppige Auflagen, unter denen sich der Geschmack des Brotes verliert. Sie werden staunen, welche Aromastoffe aus diesem einfachen Brot nach langem Kauen frei werden. Denn ihr Speichel spaltet den Zucker, der im Getreide enthalten ist, und es entfaltet sich dadurch ein angenehm süßer Getreidegeschmack. Genießen Sie jeden Apfel- und Brotbissen getrennt.

Als dritte Mahlzeit können Sie noch mal das gleiche essen; bei Bedarf auch einen Apfel mehr oder dazu noch eine Möhre, in kaltgepreßtes Öl getaucht. Sie können auch anstatt des Brotes ein Schälchen Dinkel- oder Gerstenschrotbrei, in Wasser gekocht, essen.

Die vierte Mahlzeit kann eine Gerstenschrot-Suppe oder ein -Brei mit gelben Rüben sein, dazu etwas Öl, mit Kräutern fein gewürzt.

Die fünfte Mahlzeit kann aus Dinkel- oder Gerstenschrot-Brei oder trockenem Brot mit gelben Rüben und Äpfeln bestehen.

Ab der sechsten Mahlzeit können Sie nun langsam andere Gemüsesorten hinzunehmen, aber immer nur eine Sorte zu einer Mahlzeit, z. B. gute biologische Kartoffeln, aber mit der Schale, bei Bedarf Buttermilch, Joghurt oder Magerquark. Eine weitere Möglichkeit wäre z. B. ein gekochtes Frischkornmüsli mit Nüssen und über Nacht eingeweichten Trockenfrüchten.

Ab der neunten Mahlzeit können Sie wieder sparsam Butter oder eine gute Pflanzenmargarine auf das Brot streichen, aber noch lange keine Marmelade.

Einfache Menüs für das Abfasten finden Sie in dem Kapitel „Milde Fastenkuren". Wer z. B. gerne Kartoffeln ißt, kann schon nach der vierten Mahlzeit einige Menüs aus dem Kapitel „Die Kartoffelkur" essen, und auch die Menüs der anderen Kuren sind alle empfehlenswert.

Sie können auch während der ganzen Aufbauzeit nur Rohkost essen, eventuell mit etwas Brot oder mit Kartoffeln, gegart im Römertopf; das wird Ihnen sehr gut bekommen.

Auch während der Aufbauzeit sollten je nach Bedarf zwei bis drei Mahlzeiten am Tag eingehalten werden, dazwischen nur trinken, aber nichts essen. Sie können auch weiterhin Ihre liebgewonnenen Säfte „essen", auch Kräutertees, ganz nach Bedarf.

Als weitere Anleitung empfehle ich Ihnen mein Buch „Mittel zum Leben – Mittel zum Heil-Werden", das Sie während der Aufbauzeit lesen sollten.

Abfastvariante für Menschen mit empfindlichem oder schwachem Darm

Hin und wieder erlebe ich Menschen, bei denen der Darm mit dem klassischen „Abfastapfel" nicht in Gang kommt. Manche sagen sogar, der Apfel, auch nur ein halber Apfel, wäre ihnen zu schwer. Für diese Menschen hat sich folgende Variante bewährt: Am Morgen des letzten Fastentages einen Eßlöffel Lein- oder Brennesselsamen in ein halbes Glas Wasser geben. Eine kleingeschnittene Feige in ein anderes Glas Wasser geben (Variante: halb Wasser, halb Apfelsaft). Den Tag über quellen lassen, wenn möglich in der Sonne. Am Abend beides durch ein Sieb passieren, zusammenschütten, aufwärmen und schluckweise trinken.

Am Abend des letzten Fastentages: Zwei ganze Feigen in Wasser über Nacht einweichen, separat zwei Teelöffel fein geschroteten Leinsamen und ebenfalls separat zwei Eßlöffel gedarrten Dinkel einweichen.

Fastenbrechen am nächsten Morgen: Einweichwasser der Feigen nüchtern trinken. Feigen kleinschneiden, mit dem eingeweichten Dinkel und dem Leinsamen vermischen. Bei Bedarf ein wenig Quark oder Sauermilch dazugeben, eventuell auch einen Spritzer Zitronensaft. Ganz langsam und bedächtig, möglichst mit einem Holzlöffel, essen bzw. trinken. Solange zerkleinern und einspeicheln, bis alles flüssig ist. Kein Dinkelkörnchen, und sei es noch so weich aufgequollen, darf ganz in den Magen gelangen.

Variante: gekochter Dinkelbrei, altbackenes, trockenes Dinkelbrot, auch eingeweicht, Haferschleim.

Eine weitere Möglichkeit des Fastenbrechens für geschwächte Kranke: Eingeweichte Feigen mit etwas Sauermilch oder Molke in einem Mixer zerkleinern. Dies wirkt stärkend auf das Herz durch den hohen Kalziumgehalt der Feigen und des Milchserums. Bei der nächsten Mahlzeit kann man etwas gekochten Dinkel- oder Haferbrei hinzugeben.

Rückvergiftungen

Mancher schmerzgeplagte Rheumatiker erlebt schon am dritten oder vierten Fastentag ein Wunder, das er kaum fassen kann. Seine Schmerzen sind weg.

Während der ganzen Fastenzeit fühlt er sich frei und beweglich wie in jungen Jahren, und dann beim Abfasten tauchen plötzlich die alten Schmerzen wieder auf. „Was habe ich falsch gemacht, was ist passiert", fragen dann die Betroffenen.

Passiert ist folgendes: Durch das Fasten wurden die Schmerzen verursachenden Ablagerungen in den Geweben der Muskeln und Bänder und in anderen Geweben abgebaut. Da es sich aber meist um feste Stoffe wie Gelosen und Säurekristalle handelt, müssen diese erst einmal verflüssigt werden. Allein schon durch die Verflüssigung tritt eine relative Schmerzfreiheit ein. Dann gelangen die Stoffe in den Säftestrom des Organismus und werden nach und nach ausgeschieden.

Jahrelange Ablagerungen können keineswegs bei einer Fastenkur ausgeschieden werden, das leuchtet jedem ein. Sobald dem Organismus wieder feste Nahrung zugeführt wird, stellt er von Ausschwemmen auf Aufnahme um. Dadurch werden alle verflüssigten, aber noch nicht abtransportierten Ablagerungen wieder fest, und die, die schon im Säftestrom sind, werden anscheinend wieder in ihre alten Depots zurückgeleitet; letzteres ist ein interessantes Phänomen des Organismus. Auch diese Wiedereinlagerung wird von dem unbestechlichen Gesetz von Ursache und Wirkung bis in die kleinste Zelle hinein bestimmt (näheres dazu in meinem Buch „Krankheit – Entstehung, Ursache, Sinn und Heilung"). Das Auftauchen alter Schmerzen beim Abfasten ist somit geklärt.

Bei einer vernünftigen Ernährungs- und Lebensweise können die Schmerzen bald wieder verschwinden. Oft tauchen sie auch nur für zwei bis drei Tage während des Abfastens auf und sind plötzlich wieder weg. Sie verschwinden aber spätestens beim nächsten Fasten, und dann hoffentlich für immer. Manchmal allerdings tritt die Schmerzfreiheit erst nach mehreren Fastenkuren ein.

Die Rückvergiftung findet so lange statt, wie sich nach dem Fasten noch Gifte im Organismus befinden. Es muß jedoch nicht sein, daß sie uns Schmerzen verursachen. Durch sinnvolle Ernährung (siehe mein Buch „Mittel zum Leben – Mittel zum Heil-Werden") sowie Basica, Karlsbader Salz und bei Bedarf auch Einläufe kann man die Rückvergiftung weitgehend verhindern.

Stuhlverstopfung

kann in den ersten Aufbautagen durch Darmträgheit auftreten. Falls sich am Morgen des dritten Aufbautages noch kein Stuhlgang eingestellt hat, machen Sie ein kühles Klistier mit ca. $^{1}/_{4}$ Liter Wasser zur Anregung des Darmes. Wer das kühle Wasser nicht mag, kann auch warmes verwenden. Bauchschnellen, Bauchpressen mit angezogenen Beinen und Darmmassage regen ebenfalls die Darmtätigkeit an.

Wer zu Verstopfung neigt, sollte besonders auf gutes Kauen und langsames Essen in Ruhe achten. Auch ein Glas warmes Feigenwasser morgens nüchtern getrunken, wirkt als milde Darmanregung. Zum Frühstück ist ein Müsli aus gekochtem, frisch geschrotetem Getreide wie Dinkel, Gerste, Weizen (oder Haferflocken) und über Nacht eingeweichten Feigen oder Backpflaumen empfehlenswert. Es ist wichtig, viel Rohkost zu essen.

Blähungen

können ebenfalls in den ersten Aufbautagen auftreten. Die Ursachen hierfür können sein: zu schnelles Essen, ungenügende Einspeichelung, Sprechen beim Essen, zu viel bei einer Mahlzeit essen, das Nichteinhalten der langsamen Aufbauzeit und Aufbaukost, Termindruck, Streß, Hektik usw.

Angebracht ist ein gekochter Fenchel-Kümmel-Tee, dazu eventuell noch etwas überbrühten Kamillen-Melissen-Tee, die beiden Tees mischen und langsam trinken.

Anschließend: Bettruhe mit einer feucht-warmen Kompresse auf dem Leib, darauf eine Wärmflasche, die Beine aufstellen, eine Knierolle zur Entspannung darunter schieben.

Innere Unruhe und Ungeduld abbauen – beten. Nichts mehr halten wollen, innerlich alles loslassen, dann können auch die Darmwinde weiterziehen.

Fasten belebt und stärkt die körpereigenen Abwehrkräfte

„Wer den Kranken ernährt,
ernährt die Krankheit."
Alte Weisheit

Wenn wir uns ernähren, holen wir „Fremdstoffe" in unseren Organismus hinein. Dieser Prozeß beansprucht u. a. einen Teil unserer körpereigenen Abwehr, die ich auch als Ordnungskräfte betrachte. Diese Nährstoffe müssen aufgeschlossen, verdaut, assimiliert und zu den entsprechenden Zellen im ganzen Körper transportiert werden. Dieser vielschichtige Vorgang erfordert einen Höchsteinsatz aller Körpersäfte, also von Blut und Lymphe. Eine akute, entzündliche, fieberhafte Erkrankung erfordert ebenfalls die höchste Mobilisierung aller Körpersäfte, besonders im mikrozirkulatorischen Bereich. Werden diese Säfte öfters am Tag für den Ernährungsprozeß benötigt, dann fehlen sie dem Abwehrsystem mit all den darin enthaltenen wichtigen Abwehrkörpern, wie z. B. die sogenannten weißen Blutkörperchen.

Verdauung ist Schwerarbeit für unseren Organismus. Wer oft über das Stillen des Hungers hinaus ißt, schafft zusätzlich eine Belastung und Schwächung seiner Abwehrkräfte. Beim Fasten ist der Organismus endlich einmal von diesen Belastungen befreit und kann seine Abwehrkräfte stärken und im Bedarfsfall effektiv und konzentriert einsetzen.

Unsere lebens- und überlebenswichtigen Abwehr- und Ordnungskräfte bewegen sich überwiegend im energetisch-flüssigen Bereich unseres Organismus. Maximale Schnelligkeit und eine unbehinderte Bewegungsfreiheit innerhalb des gesamten Zellstaates, bis hin zur kleinsten Körperzelle, sind Grundbedingung für die Erfüllung ihrer Aufgaben. Dies bedarf eines dynamischen Körpersäftestromes, der unbehindert durch alle unsere Körpergewebe fließen kann. Leider ist dies beim größten Teil der Menschen der Industrienationen nicht der Fall. Die meisten essen u. a. zu viel tierisches Eiweiß.

Laut Forschungsergebnissen wird dieses Eiweiß u. a. zwischen den verschiedenen Wänden und an den Innenwänden der Blut- und Lymphgefäße abgelagert. Die Gefäßwände werden dicker und ihr Durchmesser kleiner. Die verdickten und verdichteten Gefäßwände bremsen die Durchlässigkeit des „weißen" Blutes, der Lymphe. Dadurch wird die vielseitige Ordnungs- und Abwehrfunktion aller sogenannten weißen Blutkörperchen (Leukozyten: Lymphozyten, Granulozyten und Monozyten) beträchtlich eingeschränkt. Auch die Versorgung und Entsorgung aller Zellen und vieles mehr wird durch die Drosselung des Lymphstromes beeinträchtigt. Alle Körpergewebe leiden unter dieser Durchflutungsstörung.

Diese Gefäßverdickung und -verengung beginnt meistens dort, wo die Fließgeschwindigkeit des Blutes am geringsten ist, also in jenen Gefäßen, die den Durchmesser eines Haares haben und deswegen auch Haargefäße (Kapillare) genannt werden. Viele dieser Mikrogefäße gehen bei starker Verschlackung zugrunde. Sie werden derart eng, daß die Gefäßwände „verkleben".

Durch die gedrosselte Gefäßdurchlässigkeit (Kapillarfunktion) gibt es einen Rückstau im gesamten Blutkreislauf und somit Durchblutungsstörungen. Durch Fasten werden diese gesundheits- und abwehrblockierenden Ablagerungen beseitigt.

Es gibt viele Perspektiven, aus denen man die Blockaden und die Schwächung unseres Immunsystems betrachten kann. Betrachten wir noch kurz eine davon.

Das Mesenchym, vom griechischen „hineingießen", ist ein mehr flüssiges als ein festes, hochsensibles, zellulares Regelsystem, das u. a. in der körpereigenen Abwehr eine bedeutende Rolle spielt. Das Mesenchym durchdringt das Bindegewebe. Es ist der Urtyp des Bindegewebes aus einer Zeit, als der Mensch noch „flüssiger" war. Alle Stoffwechselvorgänge durchwandern das Bindegewebe, in dem auch der größte Teil der Schlacken und Gifte abgelagert wird, die der Organismus aus vielerlei Gründen nicht ausscheiden kann. Dies führt zu Mesenchym-Blockaden, die u. a. die Abwehrkraft und -fähigkeit des Organismus stark vermindern. Die Reinigung des Bindegewebes durch Fasten löst somit auch die blockierte Regulations- und Ordnungstätigkeit des Mesenchyms.

Die zunehmende Schwächung der menschlichen körpereigenen Abwehrkräfte ist derzeit ein weltweites Problem, das Ärzte und Wissenschaftler aller Länder beschäftigt. Nach meiner Erkenntnis liegt die eigentliche Ursache im seelischen Bereich (siehe meine Bücher „Allergie – Hilfeschrei der Seele" und „Krankheit – Entstehung, Ursache, Sinn und Heilung"). Aber auch Umwelt- und Stoffwechselgifte sowie Schlacken stumpfen die Sensibilität und somit die Reaktionsfähigkeit der Seele, der Abwehrkräfte und Abwehrmechanismen ab.

Durch Fasten werden Seele und Organismus wieder sensibler und reaktionsfähiger. Fasten ordnet, stimuliert, sensibilisiert, stärkt und konzentriert unser komplexes Immunsystem. Daher ist Fasten bei fast allen Erkrankungen angezeigt als bestes Mittel zur Mobilisierung der unergründlichen Heilkräfte der eigenen Geist-Seele-Körper-Organisation.

Besonders an den akuten Schleimhautentzündungen mit oder ohne Fieber und Viren oder Bakterien kann man nach einer sofortigen Ableitung auf den Darm und einigen Fastentagen die natürlichen Heilkräfte am schnellsten kennenlernen.

Der berühmte Arzt, Forscher und Lehrer Rudolf Virchow (wegen seiner Zellularpathologie wird er auch als Begründer der neuzeitlichen Medizin bezeichnet) sagte bei einem seiner letzten Vorträge: „Wenn ich mein Leben noch einmal von vorne beginnen könnte, dann würde ich es dem Nachweis widmen, daß Viren ihre natürliche Heimat suchen – erkranktes Gewebe – und nicht die Ursache erkrankter Gewebe sind. So wie z. B. Moskitos stehendes Wasser suchen, aber nicht die Ursache dafür sind, daß das Wasser stillsteht."

Schon lange vor Virchow sagten die naturheilkundigen Ärzte, man müsse der Krankheit den Nährboden entziehen. Wer jährlich fastet und sich im Sinne der göttlichen Ordnung ernährt und danach lebt, entzieht allen Krankheiten den Nährboden – Fasten als Prophylaxe.

sollte nur unter ständiger Überwachung eines fastenerfahrenen Arztes oder Heilpraktikers durchgeführt werden. Leider ist mir bis heute keine Fastenklinik bekannt, in der z. B. ein Krebskranker fasten kann. Verständlich, denn in der Schulmedizin gilt eine Krebskrankheit, egal in welchem Stadium, als Gegenanzeige für das Fasten. Ich verfüge über eine 35jährige Fastenerfahrung. Seit 16 Jahren lasse ich Krebspatienten unter meiner Anleitung zu Hause fasten, denn ich habe keine andere Möglichkeit. Immer wieder schicke ich krebskranken Patienten in Fastenkliniken, aber sie werden nicht angenommen. In diesen 16 Jahren hatte ich keinen Patienten, dem das Fasten geschadet hat, Gott sei`s gedankt. Genau das Gegenteil war der Fall, allen Kranken hat es geholfen, dem einen mehr, dem anderen weniger, je nach seiner Ausgangssituation und Konstitution.

Das heißt aber nicht, daß sie alle durch das Fasten von ihrem Krebs geheilt worden sind. Nein, viele von ihnen sind inzwischen an ihrer oder mit ihrer Krebskrankheit gestorben, aber nicht durch das Fasten.

Fasten ist kein Krebsheilmittel, aber es kann die Voraussetzungen für die Heilung schaffen. Der Organismus wird entgiftet, sein perfektes Abwehrsystem wird angeregt und gestärkt. Dadurch erlebt der leidende Kranke immer eine Besserung. Je nach Krankheitsgrad, Konstitution, seelischer Verfassung und Schicksal des Patienten kann diese Mobilisierung der körpereigenen Abwehr, verbunden mit einer Bewußtseinsänderung, zur Heilung führen. Natürlich sind das Einzelfälle; aber wer ist der Einzelfall? Jeder könnte es sein. Wer kann das vorher wissen? Man muß es einfach anpacken! „Probieren geht über studieren!" sagt ein altes Sprichwort.

Ein fastenerfahrener Arzt oder Heilpraktiker sollte beurteilen können, ob ein Krebskranker oder sonst schwerkranker Patient nicht wenigstens versuchen sollte zu fasten oder nicht. Schwerwiegende Krankheiten haben viele Stadien. Die

Krebskranken, denen ich rate, zu Hause zu fasten, sind nicht bettlägerig und geschwächt. So eine Fastenkur wird auch ganz individuell gestaltet und, den Reaktionen des Fastenden folgend, ständig geändert. Meistens unterstütze ich die fastenden Patienten mit hochwertigen biologischen Aufbaukuren von Firmen wie Dr. Niedermaier und Bio-Energetic, die einen Kräfteabbau verhindern.

Der weitbekannte Kollege Breuß hat gerade die Krebskrankheit als eine Hauptanzeige für das Fasten gesehen und mit Gemüsesaft-Fasten, das als die Breuß-Kur bekannt geworden ist, vielen Krebskranken helfen und einige sogar heilen können. Seine Zusammenstellung für den Gemüsesaft rate ich im allgemeinen allen meinen Krebspatienten. Für einen Krebskranken sollten die Säfte möglichst jeden Tag frisch zubereitet werden. Nur wenn das wirklich nicht geht, kauft man sie fertig in der gleichen Zusammensetzung. Ich empfehle den „Gemüsesaft-Cocktail" der Beutelsbacher Fruchtsaftkelterei, erhältlich in Naturkostläden.

Breuß-Saft

Mindest-Tagesmenge: 300 g rote Rüben, 100 g Möhren, 100 g Sellerieknolle, 30 g Rettich, bei Leberschwäche oder Magenleiden noch eine rohe Kartoffel dazu.

Das ganze wird entsaftet und dann abgeseiht, damit keinerlei feste Bestandteile aufgenommen werden. Die Säfte kann man mischen oder einzeln mit einem kleinen Holz- oder Porzellanlöffel einnehmen. Jeden Schluck gut einspeicheln.

Wenn man Zeit hat, kann man stündlich ein bis zwei Löffel „essen" oder in drei „Mahlzeiten" einteilen. Dazwischen trinkt man, auch in kleinen Schlückchen, Kräutertees. Diese sollten, wenn möglich, aus frisch gepflückten Kräutern jeden Morgen zubereitet werden. Ansonsten gelten die Empfehlungen für das Tee-Fasten (siehe auch die Kapitel „Krebs und AIDS" sowie „Lebensmittel als Heilmittel" in meinem Buch „Mittel zum Leben – Mittel zum Heil-Werden").

Kranke mit Magen- oder Darmgeschwüren können unter erfahrener Anleitung fasten, wenn dabei die Geschwüre mit entsprechenden Mitteln vor den oft ätzenden Schleimhautabsonderungen geschützt werden.

Besonders wichtig ist das Fasten unter Anleitung für Epileptiker, Depressive und sogenannte Geisteskranke. Diesen kann dadurch und mit der entsprechenden seelischen Betreuung viel geholfen werden. Im Einzelfall ist auch, wenn wir es in Gottes Hand legen, eine völlige Heilung möglich.

Milde Fastenkuren

Eine Minderheit dieser hungernden Welt befindet sich seit der Nachkriegszeit unter anderem in einem Rausch der Völlerei und Vielfräßigkeit. Die meisten dieser Vielfräße leben in den Industrienationen. In einem Schlaraffenland, in dem nicht nur Milch und Honig fließen, sondern ein Überangebot üppiger und exotischer Früchte und Delikatessen aus der ganzen Welt jedermann „in den Mund wächst", ist es schwer, den Versuchungen des Gaumens zu widerstehen.

Wir alle essen zuviel, zu gemischt, zu häufig und zu schnell. Wir verdauen zu wenig und scheiden zu wenig aus.

Wenn so ein Zeitgenosse, der noch nie eine Mahlzeit ausgelassen, geschweige denn einen Tag ohne zu essen ausgehalten hat, fasten möchte – soll – muß und einfach nichts mehr ißt, dann kann das bei ihm eine gewaltige Katastrophe auslösen.

Ein Teil der Seele freut sich, wenn endlich dieser üppige Zustrom aufhört, der ihre Wohnstätte verschlackt und vergiftet. Auch ein Teil des Organismus ist sehr froh. Endlich kann das Haus einmal geputzt werden, endlich einmal klar Schiff gemacht werden. Voller Begeisterung geht ein Teil der Mannschaft ans Putzen. Schon das Reinigen einiger Räume bringt jahre- und jahrzehntealten Dreck ans Licht, eine Gift- und Drecklawine kommt ins Rollen. Die Transportmittel Blut und Lymphe werden überfordert, Übelkeit, Schweißausbrüche, Schwindel, Kopfschmerzen und Kreislaufversagen können die Folge sein.

Für diese stark verschlackten Menschen ist es besser, wenn sie sich durch spezielle Diätkuren auf das Fasten vorbereiten. Diese Kuren müssen so gestaltet werden, daß sie den Organismus langsam und schonend entgiften und entschlacken, ohne die möglichen starken Reaktionen einer plötzlichen „Null-Diät".

Aus meiner Erfahrung beschreibe ich acht solche Kuren, die man bei voller Arbeitsleistung ohne Bedenken durchführen kann. Diese Kuren ersetzen aber keineswegs das Fasten, sondern dienen nur der Vorbereitung zu einem echten Fasten ohne allzu starke Reinigungsreaktionen. Man kann diese Kuren auch öfters im Jahr durchführen, ja, man kann sich sogar nur danach ernähren und dabei sehr gesund und leicht leben. Einige meiner älteren Patienten leben so. Für die Senioren ist diese Ernährungsart besonders empfehlenswert.

Für jene, die nicht fasten können oder wollen, insbesondere für kranke oder alte Menschen, sind diese Kuren ein idealer und bewährter Fastenersatz.

Die Hauptwirkung dieser milden Fastenkuren entsteht dadurch, daß man:

so wenig wie möglich, so viel wie nötig, so selten wie möglich, so häufig wie nötig und so einfach wie möglich ißt. Es sollte immer nur eine Sorte Obst, Gemüse oder Getreide gegessen werden, und dies über einige Tage. Getreide und Gemüse können zusammen gegessen werden, aber nur jeweils eine Gemüse- oder Getreideart bzw. Kartoffeln.

Mindestens 14 Tage bis drei Wochen lang sollte so eine Kur durchgeführt werden, wobei am Anfang und in der Halbzeit jeweils ein Reinigungsdurchfall erfolgen sollte. Während der ersten sieben Tage ist ein Briefchen (5 g) Karlsbader Salz oder ein teelöffel F. X. Passage in einem Glas Wasser, jeweils morgens und nachmittags, empfehlenswert. Bei Bedarf auch Basica schluckweise über den Tag trinken.

Kartoffeln, Gemüse und Getreide sollten möglichst nicht mit Kunstdünger, Insektiziden, Herbiziden und anderen chemischen Mitteln belastet sein.

Obstfasten

Die Traubenkur

Seit Jahrtausenden altbewährt, kann ich jedem empfehlen.

Trauben reinigen und stärken den ganzen Organismus, besonders Nerven, Knochen und das Blut. Sie sind auch besonders gut, um Fett abzubauen, daher eine ideale Schlankheitskur.

Folgende Nährwerttabelle – von Cremer aus München – zeigt uns die bisher in den Trauben erforschten Stoffe:

100	g	frische Trauben enthalten durchschnittlich:			
6,9	g	Kohlenhydrate	Energie:		
0,7	g	Eiweiß	73	kcal	
0,3	g	Fett	305	kJ	
81,3	g	Wasser			
183	mg	Kalium	80	i.E.	Vitamin A
3	mg	Natrium	0,05	mg	Vitamin B1
15	mg	Calcium	0,03	mg	Vitamin B2
20	mg	Phosphor	4	mg	Vitamin C
9	mg	Magnesium	0,3	mg	Niacin
0,5	mg	Eisen			

Die Traube ist wirklich eine reichhaltige „Götterspeise", ein Hochgenuß. Die rote (blaue) und die weiße unterscheiden sich nicht nur farblich; jede hat andere Eigenschaften und demzufolge auch andere Bestandteile und Energien. Sie können beide in die Kur einbeziehen, indem Sie an einem Tag die rote (blaue), am anderen Tag die weiße Traube nehmen.

Ein bewährtes Tagesmenü:

Morgens, mittags und abends jeweils ca. 200 g bis 300 g gute Tafeltrauben, dazwischen und vor dem Schlafengehen (also auch dreimal täglich) ein Gläschen, ca. 200 bis 250 ml, reinen Traubensaft, mit der gleichen Menge eines guten Mineralwassers verdünnt.

Insgesamt sollten Sie über den Tag verteilt 1 $^1/_2$ Liter Mineralwasser „essen".

Die Apfelkur

steht der Traubenkur keineswegs nach. Der Apfel ist seit Urzeiten genauso bekannt wie die Weintraube; er gehört zu den meist gegessenen Früchten dieser Erde. Ja, es soll der Biß in einen Apfel gewesen sein, der uns die Plage dieses „schönen" Erdenlebens beschert hat.

Es gibt viele Menschen, die gegen diese oder jene Frucht eine Abneigung haben; aber ich habe bisher noch niemanden kennengelernt, der gegen einen süßen, am Baum gereiften Apfel eine Abneigung gehabt hätte – trotz dem Falle Adams und Evas durch den Biß in den Apfel. Der Apfelbaum stand nicht nur im Paradies in der Mitte; auch heute noch nimmt er unter allen Obstsorten eine Mittelstellung ein.

Er ist allgemein sehr bekömmlich, abgerundet, harmonisch. Von allen Obstsorten ist der Apfel die einzige mir bekannte Frucht, die mit Wurzeln wie rote Bete, Karotten, Sellerie und Meerrettich – als Salat oder gedünstet – wirklich harmoniert und ergänzend wirkt; genauso paßt er zu Kraut, Sauerkraut und Zwiebeln, ebenso zu Brot und allen Nußsorten. Äpfel sind sehr reich an Vitaminen, besonders A, C, B6 und PP, sowie an Spurenelementen und Mineralien, besonders Kalium, Kalzium und Phosphor. Über 20 Vitamine und Mineralstoffe wurden bisher in einem Apfel festgestellt. Diese „Frucht der Versuchung" ist also sehr reichhaltig und äußerst gesund.

Eine 14tägige Apfelkur bringt erstaunliche Erfolge bei allerlei Krankheiten, besonders bei Krankheiten des Darmtraktes. Man sollte möglichst nur am Baum gereifte, süße Äpfel verwenden, nicht schälen, bei empfindlichem oder krankem Darm das Kerngehäuse entfernen.

Empfohlenes Tagesmenü:

je nach Größe, morgens zwei bis fünf, mittags zwei bis vier, abends einen bis zwei Äpfel essen, dazwischen einen bis zwei Liter Mineralwasser schluckweise trinken („essen“).

Die Birnenkur

können Sie wie die Apfelkur durchführen.

Eine reife, süße und saftige Birne schmeckt mir besonders gut. Sie hat zwar nicht so eine heilende Wirkung wie der Apfel, auch nicht dessen vielseitige Kombinationsmöglichkeiten; aber sie ist auch sehr reichhaltig, besonders an Vitamin A und C sowie an Kalium, Phosphor, Magnesium, Kalzium und Eisen; sie enthält viel Zucker und wenig Säure.

Andere Obstsorten

Sie können im Prinzip mit jedem Obst, das Ihnen schmeckt, eine Kur machen. Es sollte aber möglichst einheimisches Obst sein (die Begründung dazu können Sie in meinem Buch „Mittel zum Leben – Mittel zum Heil-Werden“ lesen). Sollten Sie aber ein starkes Verlangen nach Orangen oder Pampelmusen haben, dann machen Sie mit diesen Früchten eine Kur.

Vergessen Sie bitte nur nie die Fasten-Grundregel: Alles muß doppelt und dreifach eingespeichelt und geschmeckt werden.

Sie können auch mit Trockenfrüchten wie Datteln, Feigen, Backpflaumen, Rosinen, Äpfel, Birnen und Aprikosen eine Kur machen oder auch – jeweils nur eine Sorte – zum Frischobst essen. Trockenfrüchte sind hochkonzentriert und müssen deshalb noch sorgfältiger eingespeichelt werden als andere Früchte. Noch besser ist es, sie über Nacht in Wasser einzuweichen.

Die Milch-Brot-Kur

ist eigentlich ein uraltes „Arme-Leute-Essen", das von Dr. F. X. Mayr neu entdeckt worden ist. Er nannte diese Kur „Fasten, ohne zu fasten".

Ich beschreibe diese Kur nach meiner eigenen Erfahrung. Wer sie genau nach Dr. F. X. Mayr durchführen möchte, sollte sich das entsprechende Buch dazu kaufen („Die Darmreinigung nach Dr. F. X. Mayr" von Dr. Erich Rauch, Haug-Verlag).

Fladen oder Semmeln (Brötchen) aus Dinkel (Urgetreide) eignen sich am besten für die Kur, da der Dinkel hoch wasserlöslich ist und von allen Getreidearten der menschlichen Zelle am nächsten steht. Wer sucht, findet heutzutage überall Dinkel; falls nicht, dann geht auch Weizen oder Gerste, auf keinen Fall Roggen oder Hafer. Wer nicht selber backen kann und weder Fladen noch Semmeln findet, kann auch Dinkel- oder Graham-(Weizen-)Brot zur Kur verwenden.

Je nach Konsistenz und Volumen muß der Fladen ein bis zwei Tage, die Semmeln zwei bis vier Tage an einem trockenen, kühlen Ort (z. B. in der Speisekammer) luftgetrocknet werden. Der Brotlaib muß zum Trocknen in Scheiben geschnitten werden. Am besten lagert man das Brot auf einem Drahtsieb, damit rundherum Luft daran kommt. Soviel zum Brot.

Die Milch ist das vollkommene Lebensmittel. Sie enthält alles, was der Säugling oder das junge Tier braucht.

Einige Ernährungsforscher lehnen die Milch als Nahrungsmittel für Erwachsene aus diesem Grund ab. Sie sagen, es sei eindeutig von der Natur so eingerichtet, daß sie nur für das junge Leben bestimmt sei. Aber der Mensch ist ein freies Geistwesen, das sich zu Gedeih oder Verderb über die Naturgesetze erheben kann. Sicher handeln auch die Menschen, die keine Milch trinken, auf anderen Gebieten wider die Natur. Manche sagen, daß wir die Milch den Kälbern wegnähmen.

Viele Bauern, die ihre Kälber von der Mutter absondern und sie mit Milchpulver aufziehen, erheben sich dadurch über die Natur. Aber es liegt in ihrer Freiheit. Die Konsequenzen müssen sie allerdings tragen, und die werden – in so einem Fall der Trennung von Mutter und Kind – auch in der Tierwelt nicht sehr leicht sein. Aber jede Kuh gibt mehr Milch, als ihr Kalb braucht, noch lange nachdem das Jungtier von sich aus schon längst keine Milch mehr mag.

Diese Erklärung ist für die, die zwar gerne Milch trinken würden, dies aber unterlassen, aus Angst, etwas falsch zu machen.

Am besten ist die Milch frisch von der Kuh. Für die Landbevölkerung ist das kein Problem, denn jeder Bauer ist froh, wenn er direkt ab Hof verkaufen kann. Der Städter sollte sich die sogenannte Vorzugsmilch besorgen. Bei Erhitzung über 45° C fängt bei der Milch laut Forschungsergebnissen die Denaturierung des Eiweißes an. Milch ist kein Getränk, das man in einem Zug trinkt, einfach um den Durst zu stillen. (Das sollte man ja auch nicht beim Wasser machen.)

Milch sollte nicht getrunken, sondern *gegessen* werden, wie es auch Säuglinge und Säugetiere tun: gut einspeicheln, mit viel Saugbewegungen. Wer Milch gerne mit Malzkaffee genießt, kann dies auch während der Milch-Semmel-Kur machen, aber nicht mit Kakao, Kaba oder einem anderen gezuckerten Pulver. Auch Sauermilch, Bioghurt oder Molke können zur Abwechslung genommen werden.

Gegessen wird zu den gewöhnlichen Mahlzeiten morgens, mittags und abends. Wir bereiten uns jedesmal neu innerlich auf das Essen vor (siehe „Reisfasten"), lassen alle Alltagsprobleme und Sorgen von uns abfallen, machen uns innerlich „leer", richten uns ganz auf Gott aus, bitten um ein demütiges Herz und empfangen dankbar Seine Gaben. Dann richten wir uns auf die Naturgeister aus, beten zu Gott für sie und danken ihnen für ihre Dienste und Gaben – dem Getreidegeist für das Brot, dem Geist der Kühe für die Milch. Wir danken auch dem Bauern, der das Getreide gesät und geerntet hat und der uns die Milch liefert, sowie dem, der das Brot gebacken hat.

Nun richten wir alle Wahrnehmungssinne auf das vor uns liegende Brot und die Milch. Wir beginnen mit einem Stückchen Brot, kauen es langsam und bedächtig, in Dankbarkeit und Demut, und nehmen bewußt alle Energien, Aromen und Stoffe auf, die schon im Mund durch das Kauen und Einspeicheln freigesetzt werden. Sobald wir einen süßen Brei im Mund haben (durch die Aufspaltung des Zuckers im Getreide), schlürfen wir langsam ein kleines Löffelchen Milch dazu. Die Milch sollte wirklich vom Löffel abgesaugt werden (Dr. Mayr nannte es „sippeln"), dadurch entsteht ein Unterdruck im Mundraum, der die Speicheldrüsen stark aktiviert. Mit der Zunge und weiteren Kaubewegungen vermischen wir nun die Milch mit dem Brotbrei und genießen den neuen Geschmack. Was wir hier bewußt erleben, ist der Anfang der Verdauung, die im Mund beginnt. Dazu eine Volksweisheit: „Gut gekaut ist halb verdaut."

Den hoch wasserlöslichen Dinkel kann man sogar ganz im Mund verdauen. Wenn man ihn lang genug kaut und einspeichelt, schließt er sich völlig auf und seine wertvollen Energien und Stoffe können schon in der Mundhöhle von Blut und Lymphe aufgenommen werden. Wenn nun der Brei gut eingespeichelt ist, schlucken wir ihn. Wir nehmen wieder ein Stückchen Brot in den Mund und beginnen von vorne.

Wir können soviel essen, bis wir satt sind, das heißt, nicht bis zum Völlegefühl. Falls etwas Milch übrig bleibt, nicht trinken, auch zwischen den Mahlzeiten nichts essen, nur gutes Wasser und Kräutertee zu sich nehmen. Morgens immer erst ein Glas Wasser trinken und abends ein bis zwei Tassen Tee.

Diese Kur sollte man mindestens 14 Tage durchführen; sie kann ohne Bedenken beliebig verlängert werden. Ich habe Menschen kennengelernt, die nur mit Milch und Getreide sehr gut und gesund lebten, darunter Menschen in hohem Alter. Viele meiner Patienten machen diese Kur vier bis sechs Wochen lang. Man sollte sie nicht plötzlich mit starken Mahlzeiten beenden, sondern langsam mit einfachen gedünsteten

Gemüse- oder Kartoffelgerichten oder Gemüse-Getreide-Gerichten. Vorsicht bei frischem Brot, eine Zeitlang noch nur abgelagertes Brot essen.

Auch bei dieser Kur die Anleitung der Kapitel „Abfasten", „Darmmassage" und was ich über Darmreinigung geschrieben habe, befolgen.

Ich wünsche eine gesegnete Milch-Brot-Kur.

Das Reisfasten

stammt aus Asien und Südamerika; es ist eine milde, aber stark entwässernde Entschlackungskur. Da Reis als ein Getreide aus den Tropen das Blut kühlt, sollte man die Kur nur in der warmen Jahreszeit durchführen.

Man beginnt möglichst mit dem Reinigungsdurchfall; dieser sollte am dritten oder vierten Tag wiederholt werden. Es wird nur Vollkornreis gegessen, der ohne jegliche Zutaten gekocht wird, also auch ohne Salz (höchstens eine Prise) und ohne Gewürze. Die Tagesmenge ist unbegrenzt, es ist aber empfehlenswert, so wenig wie möglich zu essen.

100 bis 250 g Vollkornreis mit der doppelten bis vierfachen Menge an Wasser kochen, je nachdem, ob man den Reis als Brei oder körnig essen mag. Falls Sie berufstätig sind, können Sie schon am Morgen die Menge für den Mittag kochen und in einem Speise-Thermosbehälter warmhalten. Zwischen den Mahlzeiten oder dazu kann man auch schluckweise Gemüsesaft trinken (siehe im Kapitel „Das Fasten" über die Säfte).

Man kann den Gemüsesaft auch mit dem Reis vermischen.

Wer morgens und abends nicht gerne Gemüsesaft zu sich nimmt, kann dem Reis eine der folgenden Früchte beimischen, frisch, eingemacht oder als Saft: Schlehen, Sanddorn, Hagebutten, Himbeeren, Brombeeren, Heidelbeeren, Johannisbeeren. Auch Apfel-, Quitten- oder Birnenkompott wären eine weitere Möglichkeit, aber jeweils nur eine Fruchtsorte.

Eine weitere Variante wäre Gemüsebrühe aus frisch gekochtem Gemüse, wobei hier ganz besonders Wildgemüse zu empfehlen ist, an erster Stelle die Brennessel, zu jeder Jahreszeit, auch mit den Samen.

Wenn man den Reis richtig ißt, braucht man wenig. Zu den gewohnten Mahlzeiten hat man sein Reisschüsselchen vor sich und ißt nun mit einem Teelöffel, der möglichst aus Holz oder Keramik sein soll, einen Löffel nach dem anderen. Jede Löffelportion wird solange gekaut und eingespeichelt, bis sie völlig flüssig ist, und dann erst geschluckt bzw. getrunken; anschließend noch etwas nachspeicheln, bevor die nächste Portion in den Mund kommt.

Lernen Sie dadurch wieder bewußt essen. Am besten konzentrieren Sie sich mit geschlossenen Augen ganz auf diesen Vorgang. Sie erleben das Aufschließen der Reiskörner in Ihrem Mund, das Ausströmen der darin eingeschlossenen Lichtkräfte und die feinen Duftstoffe des Reiskornes. Genießen Sie dieses Erlebnis in tiefer Dankbarkeit gegenüber dem Schöpfer, der Erde, der Sonne, dem Wasser und den Naturgeistern. So ein Korn ist ein Wunderwerk der Schöpfung.

Eine Reisfastenkur kann eine bis vier Wochen dauern. Vollkornreis und Gemüsesäfte enthalten eigentlich alles, was ein bescheidener Mensch braucht. Viele Menschen auf dieser Erde leben mit weniger, ihr ganzes Leben lang.

Ein Fastenbrechen gibt es bei dieser Kur nicht, da ja Magen und Darm beschäftigt waren. Die ideale Form wäre, einen langsamen Übergang zu schaffen, indem man dem Reis täglich etwas anderes hinzufügt. Man kann z. B. mit etwas Petersilie und ein wenig Leinöl oder Sonnenblumenöl beginnen, am nächsten Tag gibt man süßes Paprikagewürz hinzu, am dritten Tag Koriander, am vierten Tag Curry, bis dann alle Gewürze zusammen, zu gleichen Teilen, zum Reis gegeben werden; am fünften Tag ein wenig Meersalz und Paprikagemüse oder gedünstete Brennesseln mit Zwiebeln, wer mag, nimmt Butter statt Öl. Außerdem kann man vom ersten Tag an schon etwas Rohkost dazu essen, entweder Blatt-, Wildkräuter- oder Wurzelsalat, vorerst noch ohne Gewürze oder Salz, mit ganz wenig Öl.

Vierzehn Tage Reiskur wären ideal, die ersten sieben Tage möglichst nur mit Wasser oder Kräutertee, danach können Sie allmählich Gemüse dazunehmen, aber immer nur eine Sorte. Auch für die Faster, die im Frühjahr oder Herbst ihr Wasser-, Tee- oder Saftfasten durchführen, ist das Reisfasten eine ideale Sommerkur. Für Berufstätige sind die Reiskur wie die Milch-Semmel-Kur die besten Alternativen zum totalen Fasten, da sie ohne Kräfteverlust und Fastenkrisen durchgeführt werden können.

Die Dinkel-Möhren-Kur

verläuft wie die Reiskur – eben nur mit Dinkel. Dazu nimmt man abwechselnd rohe oder gedünstete Möhren (gelbe Rüben, Karotten). Die Variationsmöglichkeiten sind sehr groß, z. B.:

Dinkel-Müsli gekocht:

Frisch geschroteten Dinkel mit dem Schneebesen in kochendes Wasser einrühren, kurz aufkochen lassen und vom Herd nehmen, 10 bis 15 Minuten nachgaren lassen. Danach kaltgepreßtes Leinöl, Sonnenblumen- oder Distelöl in den Brei einrühren; wer kein Öl mag, kann auch Butter nehmen. Dazu ißt man ein bis zwei rohe Möhren, dies als Frühstück.

Zu Mittag gibt es dann entweder

Dinkel-Möhren-Suppe oder Dinkel-Möhren-Auflauf:

wird zubereitet aus gekochtem Dinkel und gedünsteten Möhren; wer gerne Zwiebeln ißt, kann auch sie dazu dünsten. Wer Möhren nicht gerne mag oder einmal abwechseln möchte, dem stehen folgende Gemüse zur Auswahl: Pastinaken, rote Bete, Grünkohl, Brokkoli; aber jeweils nur eine Gemüsesorte verwenden und nur alle sieben Tage wechseln. Das Gemüse nur leicht dünsten, mit ganz wenig Wasser und ohne Salz, nur mit Kräutern würzen und nach dem Dünsten kaltgepreßtes Öl dazugeben. Gutes Öl darf und sollte man viel zu sich nehmen.

Den Dinkel kann man über Nacht oder auch nur einige Stunden einweichen, dann langsam und nicht zu lange in etwas Wasser kochen, so daß er zwar weich wird, aber nicht zerkocht (wie Reis).

Am Abend gibt es wieder einen Brei, zur Abwechslung mit einem guten Apfelkompott, aber keine andere Frucht nehmen und die Äpfel auch nicht roh verwenden. Bitte die Eßanleitung der anderen Kuren beachten: langsam und bewußt essen, alles gut einspeicheln, wenig, doch genügend essen – in Dankbarkeit und Demut.

Darmreinigung, Darmmassage und Abfasten gehören auch bei dieser Kur dazu, Kurdauer: sieben Tage bis drei Monate.

Da der Dinkel Ähnlichkeit mit der menschlichen Zelle hat und daher einen Bezug zu ihr, greift diese Kur besonders tief in Aufbau und Funktion der Zellen ein und wirkt somit regenerierend auf den gesamten Organismus. Wichtig für alle Stoffwechsel- und besonders für Krebskranke ist das Kapitel „Ernährung für Krebs- und Aidskranke" in meinem Buch „Mittel zum Leben – Mittel zum Heil-Werden".

Vergessen Sie nicht, täglich dem Dinkelgeist und den Feen der Dinkelfelder für dieses kraftvolle und wundersame Urgetreide zu danken. Ich wünsche eine gesegnete Dinkelkur.

Die Hirsekur

Dieses sonnige Mini-Getreide esse ich das ganze Jahr hindurch. Besonders gut schmeckt es mir im Winter mit rohem oder gedünstetem Grünkohl (ganze Blätter) und viel Öl.

Die Hirse ist sehr kieselreich und daher gut für unser Stütz- und Bindegewebe, insbesondere für Haut, Knochen, Zähne, Nägel und Haare.

Zubereitung: eine kleine Tasse Hirse auf drei Tassen Wasser, langsam weichkochen. Als Würze kann man einen Cenovis-Gemüsebrühwürfel (Reformhaus) dazugeben.

Wie bei der Reis- und der Dinkelkur essen Sie zur Hirse ein Gemüse oder einen Salat Ihrer Wahl.

Die Kartoffelkur

ist besonders bei Übersäuerung angezeigt.

Die Kartoffeln werden ganz (mit der Schale), mit so wenig Wasser wie möglich, gedünstet, besser sogar ohne Wasser in einem Römertopf im Backofen. Dazu kommen eine bis zwei geschälte, aber nicht zerkleinerte Zwiebeln und ein bis zwei ungeschälte rote Bete pro Person. Auf und zwischen die Kartoffeln kann man frische Petersilie und Majoran legen. Das ganze nicht zu weich dünsten.

Die rote Bete wenn nötig schälen; die Kartoffeln werden mit der Schale gegessen, weil diese wichtige Stoffe enthält. Im Teller geben wir ein gutes kaltgepreßtes Öl dazu, am besten Leinöl, und zum Würzen ein wenig Frugola (Reformhaus). Auch andere Kräuter können, je nach Geschmack, dazugegeben werden. Wer mag, kann auch etwas Quark (Schichtkäse) dazu essen; dieser schmeckt besonders gut, wenn man ihn mit Leinöl anmacht. Anstatt der roten Bete sind auch Möhren, Pastinaken, Sellerie, Brokkoli, Kohlrabi, Brennesselgemüse sowie andere Gemüsearten empfehlenswert.

Man kann die Kartoffeln auch nur mit Quark essen, fein angemacht, mit Schnittlauch oder Petersilie, auch Majoran, Dill oder Oregano, dazu viel Leinöl.

Kartoffeln mit Kräuterquark zum Frühstück und Abendessen und Kartoffeln mit Gemüse zum Mittagessen wäre ein ausgewogener Tagesplan.

Die Sauerkrautkur

wird genauso durchgeführt wie bereits unter „Die Sauerkrauttage" beschrieben. Außer Brot oder Kartoffeln kann man auch Buchweizen dazu essen.

Die Athos-Fastenkur

Auf dem Berg Athos gibt es, äußerlich gesehen, verschiedene Fastenarten. Da die Mönche ihr Leben ganz auf Jesus Christus und Maria ausgerichtet haben, ist die Art des äußeren Fastens Nebensache. Eine Art, die mir besonders zugesagt hat, ist das Fasten mit leicht getrocknetem Brot, Oliven und Wasser. Man kann auch etwas Wein, zu sieben Teilen mit Wasser verdünnt, dazu trinken. Wer keine Oliven mag, ißt nur Brot.

Möglichst ein leichtes Dinkel- oder Weizenbrot – Bissen für Bissen bewußt und bedächtig kauen und erst schlucken, wenn das Brot ganz flüssig ist. Die Oliven können grüne oder schwarze sein, aber mit Kern, keine gefüllten Oliven. Auch diese werden bedächtig gegessen, der Kern wird gut abgelutscht. Brot und Oliven sollten aber nicht über den ganzen Tag gegessen werden, sondern nur zu den drei festgelegten Mahlzeiten.

Es ist eine sehr bekömmliche Art zu fasten, ohne Kräfteverlust. Wenn man dazu noch mit Hingabe ohne Unterlaß das Herzensgebet, wirklich mit den „Lippen des Herzens", betet:

„Jesus" beim Einatmen – „Christus" beim Ausatmen –, dann darf man den Segen dieses Fastens erleben.

Kurze Geschichte des Fastens

Das Fasten ist so alt, wie die Menschheit im stofflichen Sein ihre Existenz hat.

Für den primitiven Menschen war es von Anfang an, wie beim Tier, ein instinktives Verhalten, bei Krankheiten die Nahrungsaufnahme zu verweigern.

Für den – in welcher Art auch immer – geistes- oder gottorientierten Menschen aller Ur- und Naturvölker war das Fasten ein wichtiger Bestandteil kultischer Handlungen. Um mit Gott oder der Geisterwelt in Verbindung zu treten, haben sich die Menschen durch Fasten gereinigt und sensibilisiert. Das Fasten war ein wichtiges Element aller großen Weltreligionen, besonders in ihren Entstehungszeiten.

Heute ist das Fasten leider pervertiert, wie die Religionen selbst. Vielleicht sind sie es auch, weil die Menschen nicht mehr wirklich

fasten = verzichten = opfern.

Fasten wurde auch schon öfters als politisches Mittel gebraucht. Der wohl berühmteste politisch Fastende war Mahatma Gandhi. Er hat durch sein Fasten viel Blutvergießen verhindert. Wer tiefer in die Zusammenhänge sehen darf, kann wohl sagen, Gandhi hat sein Land durch Fasten von der 200jährigen Kolonialmacht der Engländer befreit. Durch sein Fasten konnte Gott durch ihn soviel bewirken. Der körperlich schwächste Mann Indiens hatte die größte Kraft. Hier kann man wirklich sagen, daß die Schwachen das Himmelreich durch ihre Schwäche erobern werden.

Für die überwiegend vegetarisch lebenden Gebirgsvölker, besonders die der Hochgebirge, war Fasten früher eine ganz natürliche Notwendigkeit.

Sobald sie ihre meist sehr knapp bemessenen Wintervorräte aufgezehrt hatten, begann für sie eine Fastenzeit bis zu den ersten Ernten. Es wurde immer so eingeteilt, daß die Kinder noch zu essen hatten.

Dies war keineswegs ein Hungern, sondern ein freiwilliges, selbstverständliches Verzichten. Die Not, bedingt durch den natürlichen Nahrungsmangel, wurde dadurch gewendet. Das Hunzavolk, an der indischen Grenze zu Tibet, war das letzte lebende Beispiel dieser Art. Fast bis zur Mitte unseres Jahrhunderts fastete bei den Hunzas das ganze Volk jedes Jahr ein bis zwei Monate.

Was dies gesundheitlich und gesellschaftlich bewirkte, ist hochinteressant. Die Hunzas kannten weder Krankheiten noch Delikte jedweder Art. Lesen Sie darüber im Buch von Bircher-Benner: „Die Geschichte über das Hunzavolk" sowie in dem neueren Buch von Gabriel G. Marn „Hunza – Botschaft vom Dach der Welt", Ost-West-Bund-Verlag.

Das Fasten in der Bibel

Der Mensch lebt nicht vom Brot allein, sondern von einem jeglichen Wort, das durch den Mund Gottes geht.

Jesus Christus in Matthäus 4/4

Wenn ihr fastet, sollt ihr nicht sauer sehen wie die Heuchler; denn sie verstellen ihr Angesicht, auf daß sie vor den Leuten etwas scheinen mit ihrem Fasten. Wahrlich, ich sage euch: Sie haben ihren Lohn dahin.

Wenn du aber fastest, so salbe dein Haupt und wasche dein Angesicht, auf daß du nicht scheinest vor den Leuten mit dem Fasten, sondern vor deinem Vater, welcher verborgen ist; und dein Vater, der in das Verborgene sieht, wird dir`s vergelten.

Jesus Christus, Worte aus der Bergpredigt

Einer aber aus dem Volk antwortete: Meister, ich habe meinen Sohn hergebracht zu dir, der hat einen sprachlosen Geist.

Und wo er ihn erwischt, so reißt er ihn; und er schäumt und knirscht mit den Zähnen und wird starr. Und ich habe mit deinen Jüngern geredet, daß sie ihn austrieben, und sie konnten es nicht.

Er antwortete ihnen aber und sprach: O du ungläubiges Geschlecht, wie lange soll ich bei euch sein? Wie lange soll ich euch ertragen? Bringt ihn her zu mir!

Und sie brachten ihn her zu ihm. Und alsbald, da ihn der Geist sah, riß er ihn. Und er fiel auf die Erde und wälzte sich und schäumte.

Und Jesus fragte den Vater: Wie lange ist`s, daß ihm das widerfährt?

Er sprach: Von Kind auf. Und oft hat er ihn ins Feuer und ins Wasser geworfen, daß er ihn umbrächte. Kannst du aber was, so erbarme dich unser und hilf uns!

Jesus aber sprach zu ihm: Wie sprichst du: Kannst du was? Alle Dinge sind möglich dem, der da glaubt.

Alsbald schrie des Kindes Vater und sprach: Ich glaube; hilf meinem Unglauben!

Da nun Jesus sah, daß das Volk herzulief, bedrohte er den unsauberen Geist und sprach zu ihm: Du sprachloser und tauber Geist, ich gebiete dir, daß du von ihm ausfahrest und fahrst hinfort nicht in ihn!

Da schrie er und riß ihn sehr und fuhr aus. Und der Knabe ward, als wäre er tot, so daß die Menge sagte: Er ist tot.

Jesus aber ergriff ihn bei der Hand und richtete ihn auf, und er stand auf.

Und da er heimkam, fragten ihn seine Jünger allein: Warum konnten wir ihn nicht austreiben?

Und er sprach: Diese Art kann durch nichts ausfahren als durch Beten und Fasten.

Markus 9/17-29

Und die Jünger des Johannes und die Pharisäer pflegten zu fasten; und es kamen etliche, die sprachen zu ihm: Warum fasten die Jünger des Johannes und die Jünger der Pharisäer, und deine Jünger fasten nicht?

Und Jesus sprach zu ihnen: Wie können die Hochzeitsleute fasten, während der Bräutigam bei ihnen ist? Solange der Bräutigam bei ihnen ist, können sie nicht fasten.

Es wird aber die Zeit kommen, daß der Bräutigam von ihnen genommen wird; dann werden sie fasten an jenem Tage.

Markus 2/18.19.20

Und war nun eine Witwe bei vierundachtzig Jahren; die kam nimmer vom Tempel, diente Gott mit Fasten und Beten Tag und Nacht.

Lukas 2/37

Da sie aber dem Herrn dienten und fasteten, sprach der Heilige Geist: Sondert mir aus Barnabas und Saulus zu dem Werk, dazu ich sie berufen habe.

Da fasteten sie und beteten und legten die Hände auf sie und ließen sie ziehen.

Apostelgeschichte 13/2.3

...und sie predigten in dieser Stadt das Evangelium und machten viele zu Jüngern und zogen wieder nach Lystra und Ikonion und Antiochien,

stärkten die Seelen der Jünger und ermahnten sie, daß sie im Glauben blieben, und daß wir durch viel Trübsal müssen in das Reich Gottes gehen.

Und sie ordneten ihnen hin und her Älteste in jeder Gemeinde, beteten und fasteten und befahlen sie dem Herrn, an den sie gläubig geworden waren.

Apostelgeschichte 14/21.22.23

Rufe getrost, halte nicht an dich! Erhebe deine Stimme wie eine Posaune und verkündige meinem Volk seine Abtrünnigkeit und dem Hause Jakob seine Sünden!

Sie suchen mich täglich und begehren, meine Wege zu wissen, als wären sie ein Volk, das die Gerechtigkeit schon getan und das Recht seines Gottes nicht verlassen hätte. Sie fordern von mir Recht, sie begehren, daß Gott sich nahe.

„Warum fasten wir und du siehst es nicht an? Warum kasteien wir unseren Leib, und du willst's nicht wissen?" Siehe, an dem Tag, da ihr fastet, geht ihr doch euren Geschäften nach und bedrückt alle eure Arbeiter.

Siehe, wenn ihr fastet, hadert und zankt ihr und schlagt mit gottloser Faust drein. Ihr sollt nicht so fasten, wie ihr jetzt tut, wenn eure Stimme in der Höhe gehört werden soll.

Soll das ein Fasten sein, an dem ich Gefallen habe, ein Tag, an dem man sich kasteit, wenn ein Mensch seinen Kopf hängen läßt wie Schilf und in Sack und Asche sich bettet? Wollt ihr das ein Fasten nennen und einen Tag, an dem der HERR Wohlgefallen hat?

Das aber ist ein Fasten, an dem ich Gefallen haben: Laß los, die du mit Unrecht gebunden hast, laß ledig, auf die du das Joch gelegt hast! Gib frei, die du bedrückst, reiß jedes Joch weg!

Brich dem Hungrigen dein Brot, und die im Elend ohne Obdach sind, führe ins Haus! Wenn du einen nackt siehst, so kleide ihn, und entzieh dich nicht deinem Fleisch und Blut!

Dann wird dein Licht hervorbrechen wie die Morgenröte, und deine Heilung wird schnell voranschreiten, und deine Gerechtigkeit wird vor dir hergehen, und die Herrlichkeit des HERRN wird deinen Zug beschließen.

Jesaja 58/1-8

Umgürtet euch und klagt, ihr Priester, heulet, ihr Diener des Altars! Kommt, behaltet auch im Schlaf das Trauergewand an, ihr Diener meines Gottes! Denn Speisopfer und Trankopfer gibt es nicht mehr im Hause eures Gottes.

Sagt ein heiliges Fasten an, ruft die Gemeinde zusammen! Versammelt die Ältesten und alle Bewohner des Landes zum Hause des HERRN, eures Gottes, und schreit zum HERRN.

Joel 1/13.14

Doch auch jetzt noch, spricht der Herr, bekehret euch zu mir von ganzem Herzen mit Fasten, mit Weinen, mit Klagen!

Joel 2/12

Lektüre für die Fastenzeit

Wer auf Gott ausgerichtet fastet, sollte sich auch einmal ganz auf Gott ausrichten. Dazu dienen dem gläubigen Christen u. a. auch Bücher, in denen göttliche Mitteilungen und Lehren niedergeschrieben sind.

Als erstes haben wir die Bücher des Alten bzw. Ersten Testaments und jene des Neuen bzw. Zweiten Testaments, zusammengefaßt in dem berühmtesten aller Bücher – der Bibel. Ihr göttlicher Inhalt ist leider relativ wenigen bekannt. Unter all den deutschen Bibelausgaben, die ich kenne, lese ich am liebsten die „Elberfelder Übersetzung" sowie „Das Jesus-Evangelium" – eine Zusammenstellung aus griechischen und altsyrischen Vorlagen von Pfarrer Günther Schwarz.

Allen, die noch keinen Zugang zur Bibel durch die bisherigen Ausgaben gefunden haben, empfehle ich das „Lebendige Buch". Dies ist eine aktuelle Übersetzung des Neuen Testaments in einem zeitgemäßen, leicht verständlichen Deutsch.

Besonders empfehle ich jedoch das weitgehend noch unbekannte „Dritte Testament". Hierbei handelt es sich um ein göttliches Lehrwerk, daß von 1866 bis 1950 demütigen, einfachen, gläubigen Menschen in Mexiko offenbart worden ist. Diese Lehre aus dem Geist Gottes wurde in zwölf Bänden mit dem Titel „Libro de la vida verdadera", zu deutsch „Buch des wahren Lebens", zusammengefaßt. Drei dieser Bände sind bisher in deutscher Sprache erschienen, dazu ein weiterer Band aus diesem Lehrwerk mit dem Titel „Tercer Tiempo", zu deutsch „Dritte Zeit". Sowohl die mexikanische Originalausgabe als auch die deutsche Übersetzung erhalten Sie im Nassall-Verlag.

Ich weiß, es gibt viele sogenannte göttliche Neuoffenbarungen; ich kenne einige der bekanntesten. Gott will sich immer durch uns Menschen – seine Kinder – offenbaren. Wie rein eine Offenbarung Gottes durch den Menschen ist, liegt nur an der Reinheit, der Demut und Selbstlosigkeit des Empfängers; sozusagen an der Reinheit des „Kanals" oder

„Sprachrohrs". Alle Neuoffenbarungen, die ich kenne, sind unbewußt vom menschlichen Verstand und von Verhaltensmustern geprägt – mit Ausnahme der Offenbarung aus Mexiko. In dieser habe ich bisher nur den Geist Gottes wahrgenommen. Vielleicht liegt es u. a. auch daran, daß diese Offenbarung über einen langen Zeitraum und durch verschiedene demütige, einfache Menschen, deren Namen zum größten Teil keiner mehr weiß, stattgefunden hat.

Meine Erfahrung mit diesem göttlichen Lehrwerk in Lateinamerika und in Deutschland ist einfach wunderbar: Fast jeder, der einmal eines dieser Bücher in die Hand genommen hat, wurde vom göttlichen Geist berührt. Sie führen zur unmittelbaren Verbindung des Geistes Gottes mit dem göttlichen Geist des Menschen.

Lesen Sie sowohl die Bibel als auch dieses „Dritte Testament" mit den „Augen Ihres Geistes bzw. Ihres Herzens". Lesen Sie nur kurze Abschnitte und meditieren bzw. beten Sie darüber. Bitten Sie Jesus Christus, bitten Sie Gott um seine Führung und Erläuterung beim Lesen.

Neben der geistigen Lektüre empfehle ich Ihnen, wiederholt jene Kapitel oder Abschnitte dieses Fastenbuches zu lesen, die Ihnen wichtig erscheinen. Als sinnvolle Ergänzung empfehle ich dem gesundheitsinteressierten Leser mein Buch „Ganzheitliche Therapie". Darüber hinaus empfehle ich allen, die Interesse an den vielschichtigen Aspekten der Ernährung und der Verdauung und ihren großen Zusammenhängen aus geistig-seelischer und körperlicher Sicht haben, mein Buch „Mittel zum Leben – Mittel zum Heil-Werden". Lesen Sie aber auch im „Buch" Ihres Lebens und im großen „Buch" der Natur.

Was ist Lofi

Lofi bedeutet locker und fit. Lofi ist ein federndes Klopfmassage-System, zu dessen Ausführung ein Gerät gehört, das auch Lofi heißt. Beide – Massage-System und Gerät – habe ich in meiner Praxis entwickelt und sie „Lofi“ benannt.

Lofi ist, wie die meisten guten Dinge, ein sehr einfaches Gerät.

Die Klopfmassage, mit der Hand ausgeführt, ist ja nichts Neues; jeder Masseur lernt sie während seiner Ausbildung. Sie ist wahrscheinlich so alt wie die Menschheit selbst – ein Teil der Urheilbehandlung, die man auch heute noch bei primitiven Völkern beobachten kann: Auf die schmerzende Stelle wird die Hand aufgelegt, und je nach Art des Schmerzes wird gedrückt, gerieben oder leicht geklopft. Dies hat keiner je gelernt; es war einfach da mit dem ersten Menschen und seinem ersten Schmerz.

Mein System entspringt zwar der Klopfmassage mit der Hand, ist aber in sich etwas Neues, besonders das Gerät mit dem Ball.

Jeder kann Lofi nach eigenem Gefühl wirkungsvoll einsetzen.

58 Lofi-Behandlungs-Punkte

Durch jahrelange Erfahrung in meiner Praxis habe ich 58 Punkte am Körper gefunden, die auf eine Selbstbehandlung mit Lofi besonders wirksam reagieren. Dadurch werden Muskeln, Gelenke und Organe gezielt erreicht und behandelt. Eine genaue graphische Darstellung dieser 58 Punkte, Lagebeschreibung und Behandlungsindikationen sowie ausführliche Informationen und Anwendungsanleitungen finden Sie in der Broschüre „Lofi, das federnde Klopfmassage-System zur idealen Selbstbehandlung“. Mit vielen praktischen Tips für die Gesundheit aus der Naturheilpraxis.

Wissenschaftliche Begründung der federnden Klopfmassage

Durch die kurzen, federnden Schläge werden die Blutgefäße an der betreffenden Stelle erweitert. Dies hat eine bessere Durchblutung der behandelten Körperstelle zur Folge. Bessere Sauerstoff-versorgung und Ernährung für die einzelnen Zellen werden dadurch erreicht. Gleichzeitig aber werden vermehrt Stoffwechselschlacken und -gifte abtransportiert. Eine Anhäufung dieser Stoffe beeinträchtigt die Zellfunktion und kann sich sehr schmerzhaft auswirken.

Die sog. „Sauerstoffschuld" an die Muskelzellen nach großen Anstrengungen wird durch das leichte Abklopfen schneller beglichen.

Das bisher Beschriebene vollzieht sich nicht nur in den oberen Muskelschichten der behandelten Körperstellen, sondern dringt bis in tiefliegende Organe. Durch die elastischen Schläge entstehen Schwingungen, die in Form einer Mikrovibration den ganzen Körper durchdringen.

Somit wirkt die Klopfmassage auf die dem Willen unterstellte, quergestreifte Skelettmuskulatur und auf die unwillkürliche glatte Muskulatur von Magen und Darm.

Die Vibration dringt auch in die Gelenke ein. Bei Behandlungen über längere Zeit ist es durchaus möglich, daß auch hier Ablagerungen mobilisiert werden. In der Praxis wurden Gelenkversteifungen günstig beeinflußt, besonders auch in der Wirbelsäule.

In den Muskelfasern entstehen durch die federnde Klopfmassage kurze Zuckungen, die sich von Faser zu Faser fortsetzen. Dies ist mit einem Training der Muskelfasern vergleichbar. Träge und erschlaffte Muskeln werden gefestigt und in Form gebracht. Ähnliches wird auch durch Induktionsstrom erreicht. Diese Wirkung ist besonders wichtig für Menschen, die über längere Zeit im Bett liegen müssen oder auf den Rollstuhl angewiesen sind.

Energieblockaden werden durch die entstehenden Mikrovibrationen rasch gelöst. Diese Wirkung wird verstärkt, wenn man die Meridiane entlang klopft.

Die Klopfmassage gliedert sich in die klassische Massage ein und wurde bisher, wie schon erwähnt, mit der Hand in verschiedenen Variationen ausgeführt: mit den Fingerspitzen, mit der flachen Hand, mit der Kante und mit der Faust.

Der Speck ist mit Lofi schneller weg!

Die hartnäckigen Fettdepots werden durch zweimal tägliche Lofi-Klopfmassage mit anschließendem Trockenbürsten schneller abgebaut. Selbstverständlich begleitet von entsprechenden Ernährungs-maßnahmen (siehe dazu mein Buch „Mittel zum Leben – Mittel zum Heil-Werden", Kapitel „Fettsucht"). Während des Fastens sind Klopfmassage und Trockenbürsten besonders wirksam in bezug auf Fett- und Schlackenabbau.

Schlußwort

Wer nach einem Unfall mit gebrochenen Beinen im Gips gelegen hat, muß anschließend mit Gehwagen und Krücken das Gehen neu lernen. Sobald er wieder gehen kann, braucht er keine Hilfsmittel mehr.

Genauso betrachte ich auch alles, was ich hier aus meiner Erfahrung und Sicht niedergeschrieben habe.

Ich biete Ihnen Hilfe beim Fasten, bis Sie selbst Ihr eigenes Fasten gefunden haben.

Ich hoffe, Ihnen hiermit einen kleinen Dienst erwiesen zu haben und verbleibe

mit herzlichen Grüßen
und Gottes Segen

Klaus-Dieter Nassall

Vor dem Frieden
in der Welt
steht der Friede
mit uns selbst!
Beide können wir nur
mit und durch Gott
verwirklichen

Bücherempfehlungen

„Die Bibel"

„Das lebendige Buch"
Neue Übersetzung des Neuen Testaments in einem leichtverständlichen Deutsch, International Bible Society Deutschland e. V., Am Holzplatz 2, 46284 Dorsten

„Das Jesus-Evangelium"
Zusammengestellt und übersetzt aus griechischen und altsyrischen Vorlagen und aus außerbiblischen Quellen, von Pfarrer Günther Schwarz, Ukham-Verlag, Josef-Zintl-Str. 6a, 80995 München

„Kindheit und Jugend Jesu", Lorber-Verlag, Bietigheim

„Das bittere Leiden unseres Herrn Jesu Christi", von Anna Katharina Emmerich, Paul-Pattloch-Verlag, Aschaffenburg

„Buch des wahren Lebens", „Die Dritte Zeit"
Ein göttliches Lehrwerk aus Mexiko, erhältlich im Nassall-Verlag, in spanischer und in deutscher Sprache

„Tao The King", Drei-Eichen-Verlag

„Einsichten eines Geliebten", von Eberhard Kohler, zu beziehen beim Autor, Rosensteinstraße 5, 89551 Königsbronn

„Sterben im Zeichen der Wandlung", von Reinhard Lier, Lier-Verlag (erhältlich im Nassall-Verlag)

„Mittel zum Leben – Mittel zum Heil-Werden", „Ganzheitliche Therapie" und „Krebs aus einer neuen Sicht – das seelenlose Eigenleben der Körperzellen", von Klaus-Dieter Nassall, Nassall-Verlag

„Mineralwasser, Gesundheit aus der Flasche", 44-Seiten-Broschüre, Verbraucher-Zentrale Nordrhein-Westfalen e. V., Mintropstraße 27, 40215 Düsseldorf

„Gesund durch natürliche Säfte", von Walther Schoenenberger, Econ-Verlag

„Lebenskraft durch Pflanzensaft", von Dr. med. Ludwig Wegener, Verlag Volksgesundheit Zürich, Splügenstraße 3, CH-8027 Zürich

Informationen zu Beratungen, Vorträgen und Seminaren: Klaus-Dieter Nassall, D-86932 Pürgen, Tel. 08196/1333, Fax 7891

Weitere Bücher von Klaus Dieter Nassall

im Nassall-Verlag

Ganzheitliche Therapie

Ein Informations- und Therapiebegleitbuch

Mittel zum Leben, Mittel zum Heil-Werden
Eine außergewöhnliche Ernährungsbetrachtung

Welche Lebensmittel brauchen wir – allgemein – individuell – in welcher Zusammensetzung – Zubereitung. Wie finde ich meine individuelle Kost – Wie verarbeitet sie der Organismus. Wie, wo und wann sollten wir essen.

Alltagskost – Heilnahrung – Spezialkost für Krebs- und Aidskranke – Lebensmittel als Ergänzungsmittel – Mittel zum Leben – Träger irdischer und kosmischer Energien – Die Eßbedürfnisse der Seele – Lebensmittel, Trägersubstanzen des Bewußtseins – Der Darm als Schranke zwischen Innen- und Außenwelt – Ernährung durch die Augen, die Ohren und die Nase – Was nützt und was schadet uns? .... und weitere interessante Kapitel.

Empfehlungen zu einer gezielten Heilkost für die häufigsten Erkrankungen unserer Zeit, machen dieses Buch zu einem wertvollen Nachschlagewerk.

Lofi

Das federnde Klopfmassage-System zur idealen Selbstbehandlung mit vielen praktischen Tips für die Gesundheit aus der Naturheilpraxis

Krebs aus einer neuen Sicht

Das „seelenlose" Eigenleben der Körperzellen

Die Krebs-Ursachen liegen in der Seele, werden sie aufgedeckt, gelöst – erlöst, dann hört das Krebswachstum auf.

Die Wirbelsäule

Säule der Gesundheit

Lockerungs-, Entspannungs-, Atem-, Bewußtseins- und eigenchiropraktische Übungen.

Allergie – Hilferschrei der Seele
Die neue Geißel der Menschheit

Ursachen Behandlung Heilung

Warum verbreitet sich die Allergie derzeit weltweit wie ein Lauffeuer? Die Allergie hat tausend Gesichter, jeden Tag kommen neue hinzu! Jede Allergieform hat seelische Ursachen, auch die des Neugeborenen. Was sind die wirklichen Ursachen dieses vielfältigen Leidens, das sich in so vielen Formen äußert?

América Latina – Verlorene Wurzeln
Völker im Chaos auf der Suche nach ihrer Identität

Der Autor, in Lateinamerika aufgewachsen, versucht seit vielen Jahren durch Schriften, Vortragsreisen, Rundfunk- und Fernsehinterviews sowie durch praktische Tätigkeit auf vielen Gebieten, den krisengebeutelten Völkern Lateinamerikas auf seine persönliche Art und Weise zu helfen. Seine langjährigen Lateinamerika-Erfahrungen hat er in diesem Buch kurz und prägnant zusammengefaßt. Er schildert die aktuelle Lage auf allen Gebieten: Mensch, Religion,

Politik, Umwelt, Landwirtschaft, Handwerk, Industrie, Handel, Auslandsschulden. Kurz und einfühlsam behandelt der Autor diese Themen aus ungewöhnlichen Perspektiven.

Darüber hinaus zeigt er mögliche Lösungen, um die anscheinend ausweglose Krise zu überwinden. Am Ende des Buches sind seine Vorschläge in einem 12-Punkte-Programm für Lateinamerika zusammengefaßt.

Auch die schmerzhafte Geschichte dieses Kontinents ist sehr eindrucksvoll geschildert. Die Darstellung der geistigen Hintergründe der grausamen Conquista (Eroberung) und Christianisierung der Ureinwohner des Kontinents, den wir Amerika nennen, bildet den Höhepunkt dieses außergewöhnlichen Buches.

Libertád sin odio y venganza

un camino mas alla del capitalismo, socialismo, comunismo, nacionalismo, dogmatismo, sectarismo, y de todos los ismos (ein erfolgreiches Buch in Lateinamerika)

Kurzgeschichten aus Venezuela

Über Menschen – Sitte und Unsitten – Stärken und Schwächen – lustiges und trauriges – Begegnungen mit Sonderlingen

Bethanien e. V.

Gemeinnütziger Verein

Verein zur Förderung ganzheitlicher Heilkunde und naturgemäßer Lebensweise

Pipinstraße 20, 86932 Pürgen bei Landsberg/Lech, Telefon: 08196/1333

Eingetragener Verein, Vereinsregister beim Amtsgericht Landsberg a. Lech Nr. 248

Vorstandsmitglieder: Reinhard Zellhuber, Klaus-Dieter Nassall

Spendenkonto:

Raiffeisenbank Lech-Ammersee e. G. Pürgen (BLZ 701 695 41) Nr. 885 010

Postscheckamt München (BLZ 701 100 80) Nr. 249 989-807

Der Bethanien e. V. ist durch Steuerbescheid des Finanzamtes Kaufbeuren vom 22.11.1983 als gemeinnützig anerkannt.

Auf Überweisungen, Daueraufträgen und Abbuchungsaufträgen bitten wir um den Vermerk, ob eine Spendenbescheinigung für das Finanzamt erwünscht ist.

Vereinszweck und -ziele:

Die Ganzheitsheilkunde sieht den Menschen als eine Einheit von Körper, Seele und Geist und versucht, ihn gleichzeitig auf allen drei Ebenen zu behandeln. Die Mittel und Behandlungsmethoden, die dabei zur Anwendung kommen, müssen den individuellen Bedürfnissen des jeweiligen Menschen und der jeweiligen Ebene entsprechen, ohne einer anderen Ebene zu schaden.

Forschungen auf der Grundlage dieser Erkenntnis unter Wahrung der Menschenwürde als göttliches Wesen und der Achtung vor allem Leben und dessen Kreisläufen im großen Zusammenleben auf dieser Erde. Demnach werden in den Forschungsarbeiten keinerlei Tierversuche unternommen.

Besondere Forschungsschwerpunkte liegen auf den Gebieten: Allergien, Krebs, AIDS und den vermehrt auftretenden seelischen Störungen unklarer Genese.

Ausübung der Ganzheitsheilkunde in den einzelnen Arzt- und Heilpraktikerpraxen der Mitglieder.

Lehren und Verbreiten der Ganzheitsheilkunde und naturgemäßer Lebensweise durch Vorträge und Seminare für Heilkundige aber auch für ein breites Publikum als prophylaktische Aufklärung, um Krankheiten durch eine entsprechende Ernährungs-, Lebens-, Denk- und Handlungsweise zu verhindern.

Bau oder Einrichtung einer Lehrstätte ganzheitlicher Heilkunde für Ärzte, Heilpraktiker, andere Therapeuten, Krankenschwestern/-pfleger, Altenpfleger/innen und Laien.

Bau oder Einrichtung eines oder mehrerer Kurheime, Kliniken oder Therapiezentren für Ganzheitsheilkunde.

Bau oder Einrichtung eines oder mehrerer Altersheime nach den Grundlagen der Vereinsrichtlinien.

Die geplanten Einrichtungen sowie unsere Dienstleistungen stehen auf der Grundlage der Nächstenliebe gemäß der Lehre Jesu Christi.

Initiative
„Nueva Vida para América Latina"
(„Neues Leben für Lateinamerika")

Ein neuer Weg, jenseits von
Kapitalismus
Kommunismus
Dogmatismus
Sektarismus und allen Ismen

Praktische Hilfe zur Selbsthilfe, ohne neue Auslandsverschuldung
STOPP dem Industrie-Kolonialismus!!!
Verwirklichung des 12-Punkte-Programmes
zur lateinamerikanischen Selbsthilfe.

Informieren Sie sich darüber in dem Buch:
„America Latina – Verlorene Wurzeln –
Völker in Chaos auf der Suche nach ihrer Identität"
104 Seiten DM 16,50, zu beziehen direkt vom Nassall-Verlag.
Der Reinerlös dieses Buches dient den Zielen der Initiative.

Anschrift der Initiative für Lateinameroka und des Nassall-Verlages:
Pipinstraße 20, 86932 Ummendorf bei Landsberg am Lech,
Telefon 08196/1333
Telefax 08196/7891

Spendenkonto.
Initiative „Neues Leben für Lateinamerika"
Raiffeisenbank Lech-Ammersee eG, BLZ 70169541, Konto Nr. 888451

Viele kleine Leute an vielen kleinen Orten,
die viele kleine Schritte tun, können die Welt **verändern.**
Wenn sie es darüber hinaus wagen,
mit Gott einen neuen Anfang zu machen,
können sie die Welt **erneuern.**
Selbstverständlich rufen wir auch die großen Leute dazu auf!!!

Firmen-Anzeigen

In der einen Hälfte des Lebens
opfern wir unsere Gesundheit,
um Geld zu erwerben.
In der anderen Hälfte
opfern wir Geld
um die Gesundheit wiederzuerlangen.

Voltaire

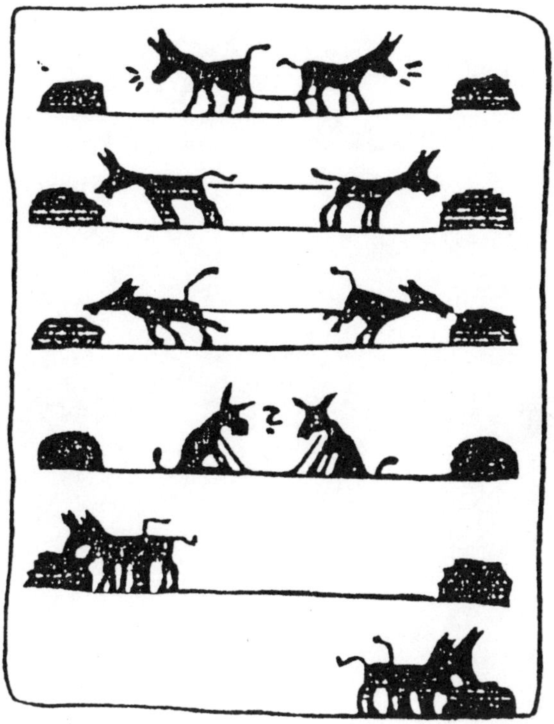

Wir selbst
müssen die Veränderung sein,
die wir in der Welt
sehen wollen.

Gandhi